Molekulare Marker
beim high-grade Harnblasenkarzinom

Georgios Gakis

Arnulf Stenzl

Molekulare Marker beim high-grade Harnblasenkarzinom

Diagnostisch – prognostisch – prädiktiv

Mit 10 Abbildungen

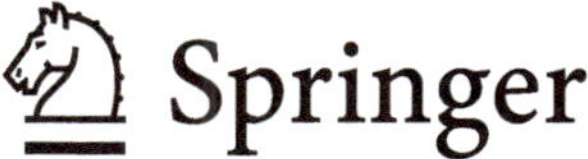

Georgios Gakis
Universitätsklinikum Tübingen, Tübingen

Arnulf Stenzl
Universitätsklinikum Tübingen, Tübingen

ISBN 978-3-662-49232-1   978-3-662-49233-8 (eBook)
DOI 10.1007/978-3-662-49233-8

Die Deutsche Nationalbibliothek verzeichnet diese Publikation in der Deutschen National-
bibliografie; detaillierte bibliografische Daten sind im Internet über http://dnb.d-nb.de ab-
rufbar.

Springer

Umschlaggestaltung: deblik Berlin
Fotonachweis Cover: © Georgios Gakis, Tübingen

Gedruckt auf säurefreiem und chlorfrei gebleichtem Papier

Springer ist Teil von Springer Nature
Die eingetragene Gesellschaft ist Springer-Verlag GmbH Wien

»The pessimist sees the difficulty in the opportunity,
and the optimist the opportunity in the difficulty.«
Winston Churchill, 1874–1965

Geleitwort

Das Harnblasenkarzinom hatte lange eher ein Schattendasein gefristet und wurde in der Wahrnehmung der Bevölkerung und auch der Ärzte über lange Jahre vernachlässigt. Eine zunehmende Risikopopulation, bedingt durch epidemiologische Faktoren wie längere Lebenserwartung, Rauchen und andere auch berufliche Noxen, sowie die Tatsache, dass das Urothelkarzinom einen äußerst relevanten Kostenfaktor für jedes Gesundheitswesen darstellt, haben das Harnblasenkarzinom zu Recht mehr ins Zentrum der Aufmerksamkeit gerückt. Das Harnblasenkarzinom weist eine ausgeprägt vielseitige Phänomenologie auf: vom niedriggradig differenzierten kleinsten Tumor, der gerne rezidiviert ohne je lebensbedrohlich zu werden, über das invasiv wachsende Karzinom in seiner Vielfalt bis zum hoch aggressiven metastasierten Leiden. Nicht in jedem Fall ist das biologische Verhalten vorhersehbar, sodass regelmäßige Kontrollen mit Zystoskopie, Zytologie und Bildgebung notwendig sind. Dies drängt natürlicherweise die Frage nach Markern für das Harnblasenkarzinom in seinen verschiedenen Stadien und Facetten auf. Es gibt mittlerweile eine Vielzahl an Publikationen zu diesem Thema, die kaum noch überschaubar ist. Die Autoren haben in einem umfassenden Ansatz und mit großem Einsatz eine Systematik in die Thematik gebracht und die verschiedenen Marker beim Harnblasenkarzinom zusammengestellt, nicht nur nach Methode, d. h. Immunohistochemie, ELISA im Serum oder Echtzeit Polymerase-Kettenreaktion und andere mehr, sondern auch nach klinischen Situationen wie bei der Prognose im pTa-T1-Stadium, bei der Substratifizierung beim nodal negativen pT2- und pT3-Stadium, beim Lymphknotenstaging, beim metastasierten Tumorstadium oder bei der Chemo- und Strahlentherapie. Dies ist den Autoren hervorragend gelungen und für diese großartige Arbeit haben wir zu gratulieren und zu danken. Dies umso mehr als sie sich die Mühe genommen haben, im Zeitalter des »genetic profiling« und unter dem Einfluss großer Initiativen wie »The Cancer Genome Atlas (TCGA)« die verschiedenen involvierten Signalkaskaden aufzuzeigen und zu erläutern.

Diese umfassende Zusammenstellung wird ihren Platz in den Bibliotheken finden und auch auf Jahre hin als Nachschlagwerk für Urologen, Forscher und Interessierte dienen.

Professor Dr. George N. Thalmann
Chefarzt & Direktor der Universitätsklinik für Urologie
Urologische Universitätsklinik
Inselspital, Bern, Schweiz

Vorwort

Trotz der vergleichsweise hohen Rate an jährlichen Neuerkrankungen mit mehr als 25.000 Fällen in Deutschland bei einer Prävalenz von mehr 100.000 Patienten, gilt das Harnblasenkarzinom eher als eine vernachlässigte Tumorerkrankung. Ein Grund dafür ist, dass sich in ca. 70% der Fälle die Tumore im niedriggradigen Stadium bei der Erstdiagnose zeigen. Sie neigen häufig dazu, in der Blase zu rezidivieren, was ihre hohe gesundheitsökonomische Bedeutung erklärt, entwickeln sich aber eher selten zu aggressiven Wachstumsformen. Dagegen stellen high-grade Blasenkarzinome eine, auch aus der genetischen Betrachtungsweise heraus, eigene Karzinomentität dar, die ein vergleichsweise hohes Potenzial birgt, Metastasen zu bilden.

Daher sind heutzutage die molekularen Mechanismen, die dazu führen können, dass ein high-grade Blasenkarzinom metastasiert, nur unzureichend verstanden. Die rasante Entwicklung der Molekularbiologie hat in den vergangenen Jahren eine nahezu unübersichtliche Vielzahl von molekularen Markern zum Vorschein gebracht, die im diagnostischen, prognostischen und prädiktiven Sinne eine Wertigkeit besitzen.

Dieses Buch bietet dem klinisch wie auch grundlagenwissenschaftlich orientierten Leser die Möglichkeit, ein zusammenhängendes Verständnis über die bisherigen Erkenntnisse zum klinischen Einsatz molekularer Marker beim high-grade Harnblasenkarzinom zu erlangen, um daraus ihren zukünftigen Stellenwert im Rahmen zielgerichteter Behandlungen abzuleiten.

Wir wünschen Ihnen viel Spaß bei der Lektüre und hoffen nicht nur, dass sich Ihr Wissen zur Thematik erweitert, sondern Ihnen auch bei der Behandlung Ihrer Patienten zu Gute kommt.

Georgios Gakis
Arnulf Stenzl
Tübingen im Januar 2016

Inhaltsverzeichnis

Abkürzungsverzeichnis

AJCC	American Joint Committee on Cancer
BSC	Best Supportive Care
COX	Cyclooxygenase
CRP	C-reaktives Protein
CSS	krebspezifisches Überleben
CT	Computertomographie
cDNA	copy-Desoxyribonukleinsäure
DNA	Desoxyribonukleinsäure
ELISA	Enzym-linked immunosorbent Assay
FFPE	formalin-fixiert, paraffin eingebettet
FPR	falsch-positive Rate
HIF	Hypoxie-induzierter Faktor
HR	Hazard Ratio
MRT	Magnetresonanztomographie
NAT	N-Acetyltransferase
OS	Gesamtüberleben
PCR	Polymerase Chain Reaction
PDD	photodynamische Diagnostik
PFS	progressionsfreies Überleben
RFS	rezidivfreies Überleben
RNA	Ribonukleinsäure
RTOG	Radiation Therapy Oncology Group
SCID	Severe Combined Immmunodeficiency
SEER	Surveillance, Epidemiology and End Results
siRNA	small-interfering Ribonukeinsäure
TMA	Tissue Microarray
TNM	Tumor-Node-Metastasis
WHO	World Health Organisation

Einführung in die Thematik

G. Gakis, A. Stenzl, *Molekulare Marker beim high-grade Harnblasenkarzinom*,
DOI 10.1007/978-3-662-49233-8_1, © Springer-Verlag Berlin Heidelberg 2016

Der Begriff »molekularer Marker« bezeichnet in der Molekularbiologie eine molekulare Sequenz, deren Lokalisation im Genom eindeutig definiert ist. Eine veränderte Expression eines molekularen Markers kann zur Entwicklung eines funktionsunfähigen Proteins führen und damit die Ursache für eine maligne Entartung einer Körperzelle darstellen. Alterationen molekularer Marker beim Harnblasenkarzinom können auf der DNA-, RNA- und Proteinebene nachweisbar sein (Schwamborn 2010).

Für die Entwicklung eines Harnblasenkarzinoms existieren zwei grundlegende Theorien. Nach der oligoklonalen Theorie kommt es durch Mutationsvorgänge an verschiedenen Urothelzellen zur Entwicklung mehrerer Tumorklone, welche den Phänotyp der Tumormultifokalität bedingen. Jeder Tumorfokus repräsentiert somit eine spezifische Ansammlung von Mutationsereignissen. Hingegen entwickelt sich nach der monoklonalen Theorie nach mutagenem Einfluss aus einer einzelnen Urothelzelle eine Tumorzelle, die sich nach Ablösung aus dem Epithelverband durch intraepitheliale oder transvesikale Migration an anderen Orten der Harnblasenschleimhaut wieder implantiert und anschließend zu einem Tumorwachstum führt (Sidrany 1992). Für die weitere Progression des Harnblasenkarzinoms werden aus molekularbiologischer Sicht genetisch stabile Tumoren mit guter Prognose von genetisch instabilen Tumoren mit hoher Progressionswahrscheinlichkeit unterschieden (Gaisa 2010).

Molekulare Marker bieten einen vielversprechenden Ansatz für die Verbesserung von Prognose und Therapie beim invasiven Harnblasenkarzinom. Ein molekularer Marker mit prädiktiver Wertigkeit dient zur Abschätzung der Ansprechwahrscheinlichkeit einer Therapiemaßnahme. Im Gegensatz dazu werden prognostische Marker zur Einschätzung der Überlebenswahrscheinlichkeit nach einer Therapiemaßnahme verwendet (Sylvester 2008). In den vergangenen Jahren konnte durch den Einsatz von sog. High-throughput-Technologien und der Entwicklung neuartiger Nomogramme eine Vielzahl von molekularen Markern entdeckt werden, die zukünftig die Aussagekraft bisher verwendeter klinischer und pathologischer Risikofaktoren für die Prognose und Therapie des invasiven Harnblasenkarzinom verbessern könnten. Ferner bieten diese Marker eine »molekulare Rationale« für eine zielgerichtete Therapie (Schwamborn 2010).

Die Untersuchung der Wertigkeit eines molekularen Markers kann prinzipiell im Serum, im Urin oder im Gewebe erfolgen. Für das invasive Harnblasenkarzinom spielen insbesondere Markeruntersuchungen an Tumorgeweben eine wichtige Rolle, worauf sich das Hauptaugenmerk dieser Arbeit richtet. Für die Entwicklung und Validierung eines molekularen Markers sind die fünf folgenden Schritte von grundlegender Bedeutung (Sylvester 2008):

1. Festlegen einer spezifischen klinischen Fragestellung und Definieren eines geeigneten Patientenkollektivs
2. Identifizierung von Risikogenen
3. Erstellung eines spezifischen Markerprofiles
4. Nachweis einer statistisch signifikanten Verbesserung der prognostischen oder prädiktiven Aussagekraft eines Basismodells basierend auf klinisch-pathologischen Risikofaktoren nach Berücksichtigung des neuen Markers
5. Validierung des neuen markerbasierten Modells an einer unabhängigen Patientenohorte

Eine Vielzahl molekularer Mechanismen sind beim invasiven Harnblasenkarzinom in den letzten Jahren untersucht worden. Die bedeutendsten molekularen Mechanismen, welche aktuell intensiv erforscht werden, beinhalten folgende Signalwege: p53-Tumorsuppressorweg, Apoptoseweg, Angiogenese und Invasion, Wachstumsfaktoren und Wachstumsrezeptoren, Cyclooxygenaseweg sowie epigenetische Veränderungen. In dieser Arbeit werden anhand des oben beschriebenen methodischen Algorhythmus molekulare Markerprofile beim invasiven Harnblasenkarzinom vorgestellt, ihre Bedeutung anhand spezifischer klinischer Fragestellungen ausführlich diskutiert und Ausblicke für ihre zukünftige klinische Bedeutung beim highgrade Harnblasenkarzinom gegeben.

Ziele des vorliegendes Buches

G. Gakis, A. Stenzl, *Molekulare Marker beim high-grade Harnblasenkarzinom*,
DOI 10.1007/978-3-662-49233-8_2, © Springer-Verlag Berlin Heidelberg 2016

Das Ziel des vorliegenden Buches ist es, aufzuzeigen, wie unter Berücksichtigung molekularer Marker eine Verbesserung der derzeitigen, hauptsächlich auf klinischen und histologischen Parametern basierenden Risikostratifizierung beim Harnblasenkarzinom erreicht werden kann. Hieraus sollen auch Möglichkeiten aufgezeigt werden, wie molekulare Marker als Grundlage für eine zielgerichtete Therapie in Zukunft dienen könnten. In der vorliegenden Arbeit wird auf folgende zentrale klinische Fragestellungen beim high-grade Harnblasenkarzinom im Speziellen eingegangen werden:

- Gibt es molekularer Risikofaktoren, die mit einem allgemein erhöhten Blasenkarzinomrisiko vergesellschaftet sind?
- Welche molekularen Marker sind beim high-risk pTa-T1-Harnblasenkarzinom mit einem höheren Progressionsrisiko assoziiert, und welchen Einfluss hat die photodynamische Diagnostik?
- Gibt es molekulare Risikofaktoren, die ein erhöhtes Risiko für eine Mikrometastasierung anzeigen und damit eine „molekulare Rationale" für eine extendierte Lymphadenektomie bei der radikalen Zystektomie bilden?
- Kann durch ein molekulares Lymphknotenstaging im lokal begrenzten Stadium eine Verbesserung von Prognose und Therapie erzielt werden?
- Lässt sich die prognostische Bedeutung der AJCC-Substratifizierung beim lymphonodal negativen pT2- und pT3-Harnblasenkarzinom durch die Verwendung von molekularen Markern weiter verbessern und dadurch Hochrisikopatienten identifizieren, die von einer adjuvanten Therapie profitieren?
- Kann das Ansprechen einer neoadjuvanten und adjuvanten Therapie auf molekularer Ebene vorausgesagt werden?
- Lässt sich durch eine Bestimmung von molekularen Markern voraussagen, ob nach einer blasenerhaltenden Therapie im muskelinvasiven Tumorstadium ein Therapieansprechen im Langzeitverlauf zu erwarten ist?
- Gibt es molekulare Marker, die eine erhöhte Chemosensitivität metastasierter Karzinome anzeigen?

Methoden für die Markeruntersuchung

G. Gakis, A. Stenzl, *Molekulare Marker beim high-grade Harnblasenkarzinom*,
DOI 10.1007/978-3-662-49233-8_3, © Springer-Verlag Berlin Heidelberg 2016

In diesem Kapitel werden die wichtigsten biotechnologischen und statistischen Verfahren für die Detektion und klinische Evaluation molekularer Marker beim high-grade Harnblasenkarzinom vorgestellt.

3.1 High-throughput-Technologien

3.1.1 DNA-Microarray

Die Erstellung eines molekularen Markerprofils beim high-grade Harnblasenkarzinom setzt zunächst ein Screening des Genoms nach entsprechenden Risikogenen voraus (Wu 2009). Mittels DNA-Microarrays lassen sich eine Vielzahl von genetischen Alterationen im Genom von Karzinomzellen zeitgleich untersuchen. Diese Genexpressionsmessung kann sowohl im Tumormaterial als auch in Karzinomzelllinien durchgeführt werden. Hierzu werden die zu testenden Gene auf jeden Spot des DNA-Arrays als cDNA oder in Form synthetisch hergestellter Oligonukleotide aufgetragen. Für den Nachweis der entsprechenden messenger RNA bzw. ribosomalen RNA werden aus der Tumorprobe die mRNA bzw. rRNA in cDNA bzw. cRNA umgeschrieben und mit Fluoreszenzfarbstoffen oder radioaktiven Molekülen markiert. Bei dem anschließend als Hybridisierung bezeichneten Vorgang bindet die fluoreszenzmarkierte einzelsträngige cDNA bzw. cRNA an ihre komplementäre cDNA bzw. ihr entsprechendes Oligonukleotid. Nach Abwaschen der nicht gebundenen DNA wird dann jede Position eines Gens auf dem Array mittels Laser ausgelesen und die Signalhöhe über bioinformatische Prozesse weiterverarbeitet. Anschließend wird zur Erstellung eines genetischen Profiles der Prozess des hierarchischen Genclusterings verwendet (■ Abb. 3.1). Dabei handelt es sich um einen mehrstufigen mathematischen Prozess, bei dem zwei in nächster Nähe gelegene Gene, welche durch nicht-kodierende DNA voneinander getrennt sind, so zusammengefügt werden, dass zum Schluss dieses Rechenprozesses eine Anhäufung von Genen (Gen-Clustering) mit ähnlicher Funktion vorliegt. Diese Genakkumulation kann dann mit den klinischen Ergebnissen in Relation gesetzt werden. Diese Datenwerte dienen als sog. »Trainingsset«. Dieses Trainingsset an Markern kann anschließend durch molekulare Klassifikation weiter auf ein Minimum an Markern mit optimaler klinischer Aussagekraft reduziert werden. Die Validierung des molekularen Profiles wird anschließend an einem unabhängigen Tumorset durchgeführt (»Testset«) (Duggan 1999). Eines der bekanntesten Beispiele für ein natürliches Gencluster ist der HLA-Genkomplex. Nachteile der cDNA-Technologie stellen neben dem hohen technologischen Aufwand mit der Notwendigkeit regelmäßiger Qualitätskontrollen ein hoher Personal-, Zeit-, und Kostenbedarf dar (Sanchez-Carbayo 2003).

3.1.2 Tissue-Microarray-Technik

In den vergangenen Jahrzehnten konnte durch Entwicklungen auf dem Gebiet der Molekularbiologie eine Vielzahl von Genen identifiziert werden, die eine diagnostische, prognostische und therapeutische Bedeutung für das high-grade Harnblasenkarzinom besitzen. Die Validierung dieser Gene erfordert ihre Bestimmung an einer großen Patientenanzahl. Eine Untersuchung der entsprechenden Proteine mittels konventioneller Immunhistochemie an Einzelschnittpräparaten hat jedoch den Nachteil, dass nach 50–100 Schnitten das asservierte Tumorgewebe aufgebraucht ist. Basierend auf den grundlegenden Untersuchungen von Battifora (1986) ver-

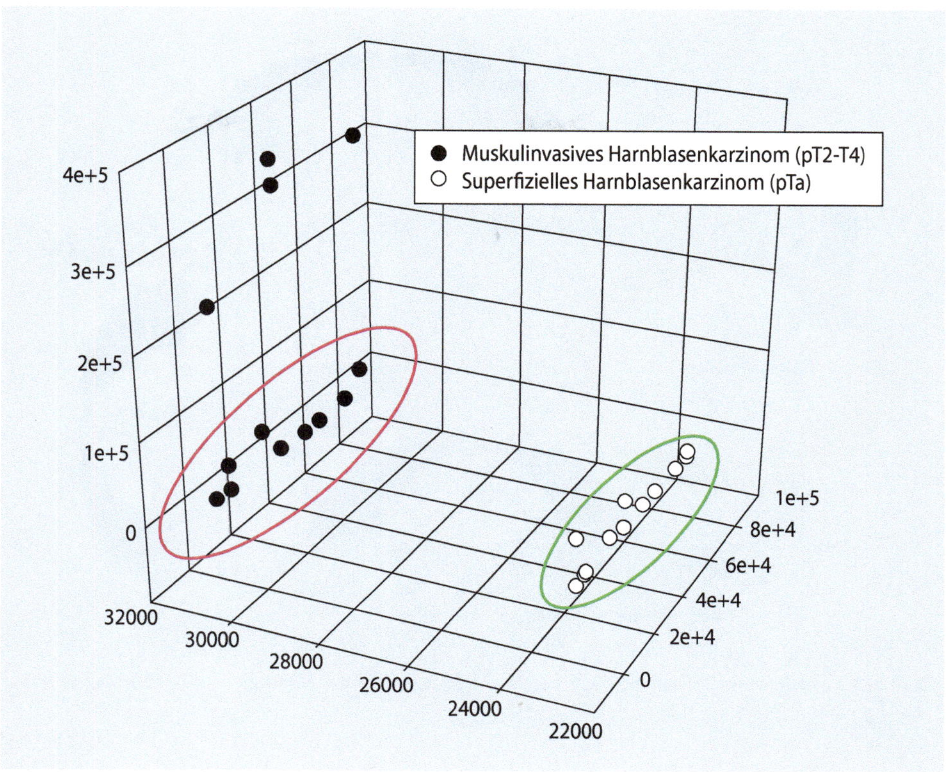

◘ Abb. 3.1 Schematische Darstellung eines Genklassifikators unterteilt in superfizielle und muskelinvasive Tumorstadien

öffentlichten Kononen et al. (1998) eine technische Anordnung, die es ermöglichte, auf einem einzelnen Schnittpräparat die Proteinexpression einer Vielzahl von Tumorgeweben simultan zu untersuchen (Kononen 1998). Diese als Tissue Microarray (TMA) bezeichnete Technik kennzeichnet sich dadurch, dass zunächst aus einem in Formalin fixierten und in Paraffin eingebetteten histologischen Gewebeblock (»Donorblock«) eine konventionelle Hämatoxylin-Eosin-Färbung vorgenommen wird, um das Tumorareal zu detektieren. Hiernach wird aus dem Tumorareal mittels einer ca. 0,6–2 mm großen Hohlnadel ein Tumorzylinder (»core«) entnommen und in ein vorgebohrtes Loch auf einem Paraffinblock (»Empfängerblock«) eingesetzt. Dieser Vorgang kann bis zu mehrere hundert Mal wiederholt werden. Das Resultat ist somit ein einzelner Block, der je nach Durchmesser des Tumorzylinders die Tumorproben von 40–1 000 Einzelpatienten enthält (Kononen 1998). Im Anschluss kann je nach Fragestellung eine immunhistochemische Färbung (für den Proteinnachweis), eine in-situ Hybridisierung (für den RNA-Nachweis) bzw. eine Fluoreszenz in-situ Hybridisierung (für den DNA-Nachweis) vorgenommen werden. Die Auswertung erfolgt entweder manuell unter dem Mikroskop mittels semiquantitativer Messung oder unter Verwendung eines automatisierten Softwaresystems (◘ Abb. 3.2). Mittlerweile wurde diese Technik auch im Frischgewebe (Schoenberg Fejzo 2001), an Nadelbiopsaten (Datta 2005) und in Zelllinien erfolgreich umgesetzt (Montgomery 2005).

Die Tissue Microarray (TMA)-Technologie bietet Vorteile in vielerlei Hinsicht: Es wird nur eine kleine repräsentative Probe aus dem tumortragenden Block entnommen, so dass über

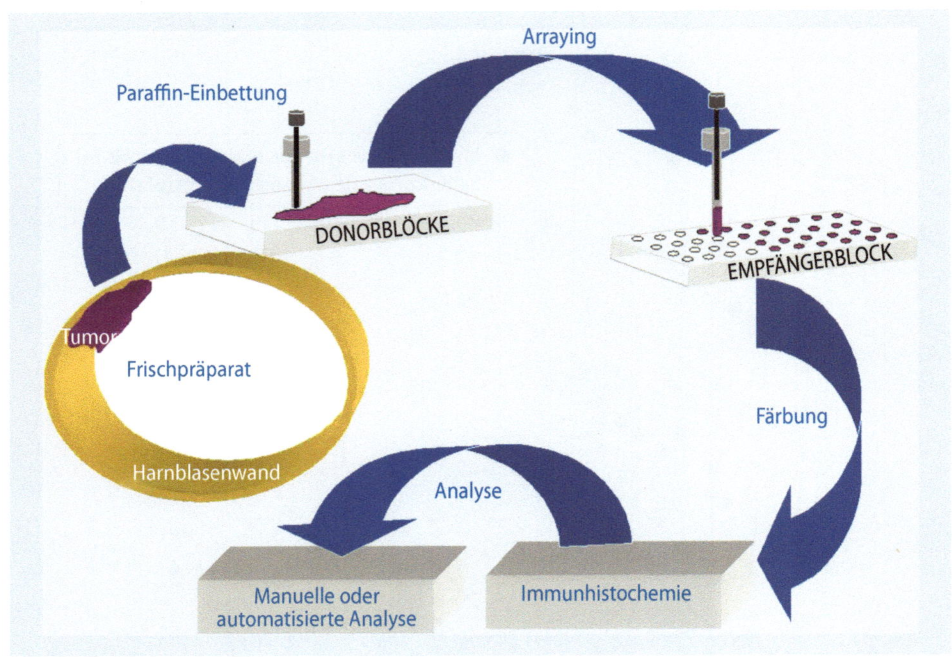

Abb. 3.2 Vereinfachte Darstellung des Prozesses zur Erstellung und Auswertung eines Tissue Microarrays

den Vorgang der Amplifikation (Anzahl von Tumorzylindern pro Block mal Schnittanzahl pro Block) bis zu 100 000 Assays pro Block untersucht werden können (Rimm 2001). Der Prozess der Tumoridentifikation erfolgt lediglich einmalig zu Beginn des Arbeitsvorganges, so dass neben der Zeitersparnis und ökonomisierten Arbeitsweise die Arbeit des Pathologen im Gegensatz zu konventionellen histologischen Schnitten »prospektiv genutzt« wird. Ferner kann hiernach mittels einer automatisierten Vorrichtung und Software die Auswertung untersucherunabhängig erfolgen und damit eine mögliche Ergebnisverzerrung durch eine Interobserver-Variabilität vermindert werden (Chen 2004). Zusätzlich kann durch die simultane Untersuchung einer Vielzahl von Tumorproben von verschiedenen Patienten ein hohes Maß an Standardisierung erreicht werden. Da alle TMAs auf einem einzelnen Schnitt zeitgleich unter denselben Bedingungen gefärbt werden, sind im Vergleich zu konventionellen histologischen Schnitten Unterschiede in der Antigenität durch verschiedene Chargen von Antikörpern geringer ausgeprägt bei insgesamt deutlich niedrigerem Material- und Personalbedarf (Fergenbaum 2004). Ferner hat die Möglichkeit der simultanen Untersuchung großer Patientenkohorten auf einem TMA-Block einen positiven Einfluss auf die Qualität und Reliabilität der Ergebnisse von Biomarkerstudien. Dies trifft insbesondere für Tumormarker zu, die nur zu einem relativ kleinen Prozentsatz der Fälle exprimiert werden und bei Untersuchungen an einer kleineren Patientenkohorte ein fälschlicherweise zu geringes Expressionsausmaß anzeigen könnten. Weiterhin kann durch den Einbau von Positiv- und Negativkontrollen der Qualitätsstandard besser überprüft werden. Ein weiterer Vorteil der TMA-Technik stellt die Handlichkeit der TMA-Präparate dar, wodurch leichter eine externe Validierung von Ergebnissen zur Bestätigung statistischer Unterschiede vorgenommen werden kann (Camp 2008).

Den eindeutigen Vorteilen der TMA-Technologie für die Markerdetektion und -validierung stehen jedoch auch mögliche Nachteile gegenüber, die bei der Konstruktion eines TMAs berücksichtigt werden sollten. Zunächst erfordert die Erstellung eines TMA-Blocks, dass das Gewebe von guter Qualität ist und die verwendeten Antikörper, Lösungen und Labortechniken standardisiert sind. Die Anforderungen an die technischen Fertigkeiten sind bei der Erstellung eines TMAs im Vergleich zur Erstellung konventioneller Schnitte deutlich höher. Aufgrund der Tatsache, dass in einem TMA-Block bis zu 1 000 Einzelproben zeitgleich untersucht werden können, wird heutzutage auch zunehmend Tumorgewebe aus sehr alten Archivbeständen ausgewertet. Obwohl normalerweise in formalin-fixiertes und in Paraffin eingebettetes Gewebe seine Antigenität über Jahrzehnte beibehält (Camp 2000), muss jedoch gewährleistet sein, dass die festgestellten Unterschiede in der Färbeintensität (Expression) nicht durch das Gewebealter bedingt sind (Camp 2008).

Ein weiterer möglicher Nachteil der TMA-Technologie sind Expressionsunterschiede von Markern, die auf eine Tumorheterogenität zurückzuführen sind. Mehrere Arbeiten haben die Expressionen von Großflächenschnitten und TMA-Histospots verglichen und konnten zeigen, dass die Verwendung von zwei 0,6 mm großen Tumorzylindern (Histospots) die Färbeintensität repräsentativ wiedergaben, die auf dem entsprechenden Großflächenschnitt messbar war (Camp 2000; Torhorst 2001). Ein hoher Korrelationsgrad konnte ebenso für den Vergleich von TMA-Expressionen und Großflächenschnitten beim Harnblasenkarzinom berichtet werden (Nocito 2001).

Einen weiteren möglichen Nachteil stellt der sog. »sampling error« dar, welcher das Fehlen bzw. eine fehlerhafte Auswertung eines Tumorhotspots umschreibt. Dies kann sowohl durch den fehlerhaften Einbau von nicht-tumortragendem Gewebe in den Microarray oder durch eine Schädigung des Gewebes selbst bedingt sein. Ein »sampling error« wurde in einzelnen Serien bei 15–33% der Arrays aus Harnblasentumorgewebe festgestellt (Schraml 1999; Richter 2000). Bei Studien zur Untersuchung intratumoraler Expressionsunterschiede ist darauf zu achten, dass die entnommenen Histospots keine Unterschiede in den Tiefen der entnommenen Tumorzylinder aufweisen. Dies soll verhindern, dass fälschlicherweise gesundes Normalgewebe bei einem bereits mehrfach untersuchten TMA-Block mitgefärbt wird. Beim high-grade Blasenkarzinomgewebe ist dieses Risiko naturgemäß geringer, wohingegen dieser Fehler bei der Messung von Expressionsunterschieden von intraepithelialen Läsionen, wie z.B. beim Carcinoma in situ, ausgeprägter sein kann.

Berücksichtigt man die große Anzahl an Einzelarrays, die von einem einzigen TMA-Block hergestellt werden können (bis zu 200 000; Mousses 2002), wird deutlich, dass eine klare Zuordnung von Gewebe, Marker und Patientendaten zur Vermeidung von Verwechslungen gewährleistet sein muss. Automatisierte Auswertungsprogramme und statistische Algorhythmen tragen zwar dazu bei, diese große Datenmenge zu ordnen und systematisch auszuwerten. Sie sind jedoch auch mit hohen finanziellen Investitionen verbunden (Cowan 2006). Ein weiteres Problem bei der Auswertung von Expressionen sind unterschiedliche Auswertungsmethoden. Die Messung der Biomarkerexpression kann als kontinuierliche oder skalierte Größe mittels manueller oder automatisierter Technik erfolgen. Bei einer skalierten Expressionsmessung können leichter statistische Assoziationen zu klinischen und pathologischen Patientencharakteristika gezogen werden. Andererseits besteht bei der Verwendung einer skalierten Messmethode immer auch das Risiko einer Interobserver-Variabilität. Ferner ist durch eine kontinuierliche Messung des untersuchten Biomarkers eine nachfolgende Festlegung von sinnvollen Expressionsgrenzwerten leichter möglich (Jensen 2008). Dieser Umstand erklärt auch das Missverhältnis zwischen der Vielzahl an Publikationen über neue Biomarker und der geringen Anzahl an externen Validierungsstudien (Hilsenbeck 1992).

3.2   Harnblasenkarzinomzelllinien

Untersuchungen an Harnblasenkarzinomzelllinien sind eine weitere Möglichkeit, die Bedeutung von molekularen Markern für die Progression beim Harnblasenkarzinom in-vitro zu untersuchen. Mittlerweile konnten mehr als 50 verschiedenen Zelllinien mit unterschiedlichem Malignitätspotenzial gezüchtet werden, von denen die meisten invasive Tumorzelllinien darstellen (Knüchel 1999). Die Verfügbarkeit zahlreicher unabhängiger Zelllinien ermöglicht es, molekulare Veränderungen mit dem biologischen Verhalten in-vitro und in-vivo zu vergleichen. Hierbei werden neben der Zellmorphologie (diffuses vs. koloniales Wachstumsmuster, epitheliale vs. fibroblastoide Morphologie), in-vitro Eigenschaften (Verdoppelungszeit, Kontaktinhibition bei Konfluenz, Motilitätseigenschaften als Maß für das Invasionspotenzial) und in-vivo Wachstumscharakteristika (Tumorigenität, histologische Eigenschaften, Fähigkeit zur Ausbildung von Metastasen) untersucht (Bindels 2001; Sabichi 2006).

Für eine in-vivo Charakterisierung von Blasenkarzinomzelllinien stehen zwei Methoden zur Verfügung. Blasenkarzinomzellen können entweder heterotop (z.B. subkutan) oder orthotop (in das Harnblasenlumen) appliziert werden. Da letzteres Verfahren am besten die Vorgänge der tatsächlichen Tumorgenese widerspiegelt, wird sie am häufigsten verwendet. Nachteilig kann jedoch eine geringe Tumorbildungsfähigkeit einzelner Tumorzelllinien sein, so dass immungeschwächte Versuchstiere (meist nu/nu-Nacktmäuse oder SCID-Mäuse) genutzt werden müssen (Oliveira 2006). Bedingt durch eine hohe genetische Variabilität innerhalb von invasiven Blasenkarzinomzelllinien ist die Reproduktion der Ergebnisse aus Microarraystudien meist nur erschwert möglich, so dass für deren Validierung häufig auf klonalen Tumorzelllinien basierende Progressionsserien zurückgegriffen werden muss (Masters 1986).

Eine weitere wichtige Eigenschaft von Zelllinien stellt ihre Fähigkeit zur Bildung von Metastasen in Versuchstieren dar. Diese Eigenschaft von Tumorzellen kann durch direkte Injektion in die Blutzirkulation oder nach orthotoper Implantation erzielt werden. Bei erstgenannter Methode kann durch in-vivo Injektion von Tumorzellen in die Schwanzvene und intermittierender in-vitro Expansion ihre Fähigkeit zur Kolonisierung von Fernorganen gesteigert werden. Bisher konnten verschiedene Progressionsserien von T24-Zellen zur Entwicklung von Lungen- und Knochenmetastasen entwickelt werden (Nicholson 2004). Ein alternatives Modell zur Untersuchung der Metastasierungsvorgänge beim Harnblasenkarzinom stellt der Vorgang der spontanen Metastasierung dar. Hierbei müssen Tumorzellen alle natürlichen Barrieren vom Primärtumor bis zur Ausbildung einer fernmetastatischen Läsion durchlaufen. Dies beinhaltet das Lösen aus dem Tumorzellverband, die Migration durch die Basalmembran und Gefäßinvasion, das Überleben in der Blutzirkulation mit anschließender Extravasation im metastatischen Zielorgan und die Ausbildung eines metastatischen Klons. Bei der parenteralen Blasenkarzinomzelllinie 253-J, welche im Normalzustand nicht spontan metastasiert, konnte nach wiederholter orthotoper Injektion und in-vitro Expansion in der Nacktmaus eine Ausbildung von Lungenmetastasen beobachtet werden. Aus den aus den Lungen gewonnenen Zellen konnten nach weiteren vier Zyklen orthotoper Injektion Tochterzelllinien gezüchtet werden (235J-B-V und 253-J-Jung-IV), die sich durch eine hohe spontane Metastasierungstendenz kennzeichnen (Dinney 1995).

3.3 Enzyme-linked Immunosorbent Assay (ELISA)

Mit der ELISA-Methode lassen sich Proteine in Serumproben nachweisen und quantifizieren. Hierbei werden spezifische Antikörper eingesetzt, die an das nachzuweisende Protein (Antigen) binden. Die Antikörper sind mit einem Enzym gekoppelt, dessen katalytische Reaktion mit einem Substrat über einen Farbumschlag oder eine Fluoreszenzreaktion als Nachweis für das Vorhandensein des Antigens dient. Eine Weiterentwicklung des ELISA-Verfahrens stellt die sog. Sandwich-ELISA-Technik dar. Hierbei werden zwei Antikörper verwendet, welche an verschiedenen Stellen des Antigens binden. Zunächst wird der erste Antikörper (»coating-Antikörper«) an die feste Phase einer Mikrotiterplatte gebunden. Nach Inkubation der Probe bindet der erste Antikörper an das zu bestimmende Antigen. Nach einem zwischenzeitlichen Auswaschvorgang wird der zweite Antikörper (»detection-Antikörper«) hinzugegeben, der an das Antigen an anderer Epitopstelle als der »coating-Antikörper« bindet und an seinem Ende ein Enzym (meist Meerrettichperoxidase) trägt. Dadurch entsteht ein Antikörper-Antigen-Antikörper-Komplex, der dieser Methode ihren Namen gegeben hat. Zur Quantifizierung wird nun ein chromogenes Substrat hinzugefügt, welches enzymatisch zu einem Reaktionsprodukt umgesetzt wird und dessen Farb- oder Fluoreszenzintensität mit einer Serie bekannter Antigenkonzentrationen verglichen werden kann (◻ Abb. 3.3). Dieser Vorgang dient zur Erstellung einer Kalibrierungskurve, über die die Konzentration des Antigens in der Probe quantitativ erfasst werden kann (Goldsby 2003).

3.4 Blotting-Verfahren

Als Blotting bezeichnet man ein molekularbiologisches Verfahren zur Trennung von DNA, RNA oder Proteinen. Das erste Verfahren wurde für die Trennung von DNA durch Edwin Southern 1975 beschrieben (Southern 1975). In Anlehnung an seinen Namen wurden zur Auftrennung von RNA bzw. Proteinen das »Northern-« bzw. das »Western-Blotting« eingeführt (Alwine 1977; Renart 1979). Allen drei Prinzipien des Blottings ist gemeinsam, dass nach vorheriger Gelelektrophorese das zu untersuchende Material von einem Agarosegel durch Kapillaranziehung auf eine Nitrocellulosemembran übertragen und anschließend irreversibel fixiert wird. Später kann diese Substanz mittels radioaktiver oder fluoreszierender Gensonden hybridisiert bzw. mit Antikörpern markiert und weiter ausgewertet werden.

3.5 Konkordanzindex und ROC-Kurve

Über den sog. Konkordanzindex (oder c-index) lässt sich die Güte der Aussagekraft eines prognostischen Modells bestimmen. Der c-index kann Werte zwischen 0 und 1 annehmen und wird über eine sog. »receiver operating characteristic« (ROC)-Kurve beschrieben. In einer ROC-Kurve wird auf der Ordinate (y-Achse) die Sensitivität (»richtig positiv«) und auf der Abszisse der Anteil der falsch-positiven Testwerte (1-Spezifität) aufgetragen. ◻ Abb. 3.4 zeigt drei Beispiele für einen möglichen ROC-Kurvenverlauf.

Prinzipiell können ROC-Kurven drei extreme Verläufe annehmen: Ein c-Wert nahe 1 (grüne Kurve) gibt einen nahezu optimalen Zusammenhang zwischen Vorhersagewert und Realität an. Dieser stellt sich graphisch als eine »ideale« ROC-Kurve dar, die zunächst fast senkrecht verläuft und anschließend in einen horizontalen Verlauf übergeht. Dagegen zeigt ein Wert von

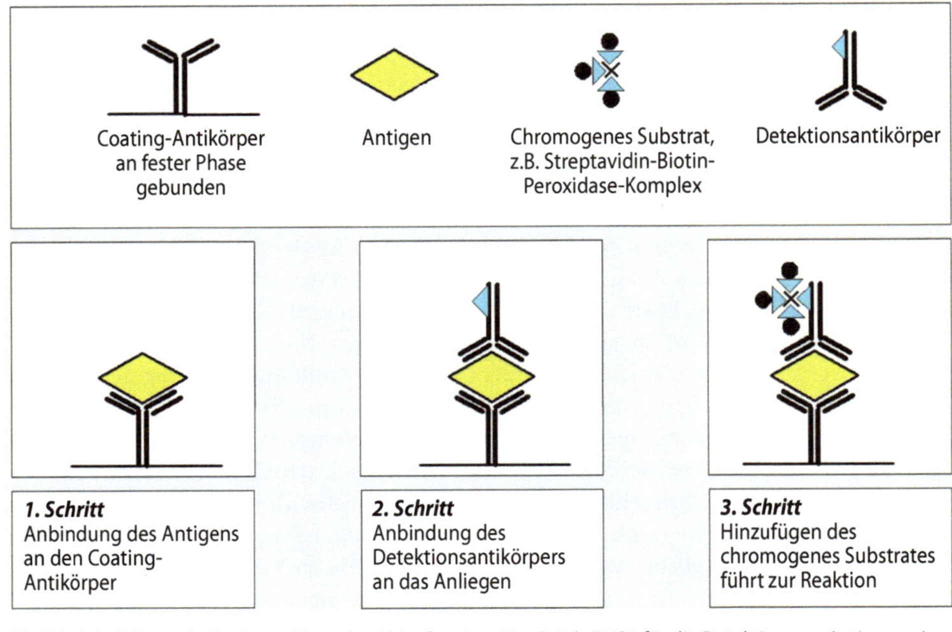

Abb. 3.3 Schematische Darstellung des Ablaufes eines Sandwich-ELISA für die Detektion von Antigenen im Serum

nahe 0 (blaue Kurve) einen nahezu vollständig inversen Zusammenhang zwischen Vorhersage und Realität an. Eine ROC-Kurve, die nahe auf der Diagonalen mit der Funktion y = x (Steigungsrate 1) verläuft (rote Kurve), beschreibt einen c-Wert von nahe 0.5. Dies ist gleichbedeutend damit, dass ein mathematisches Modell nahezu keine prognostische Bedeutung besitzt und die Voraussagungen des Modells, wie bei einem Münzwurf, einem reinen Zufallsprozess unterliegen.

Anwendung finden ROC-Kurven auch bei der Untersuchung der prognostischen Bedeutung molekularer Marker beim invasiven Harnblasenkarzinom (Harrel 1996). Sie dienen dazu, festzustellen, ob sich durch die Addition eines oder mehrerer Marker zu einem Basismodell (meist bestehend aus klinischen und pathologischen Variablen) dessen prognostische oder prädiktive Genauigkeit signifikant verbessern lässt.

3.6   Risikostratifizierungsmodelle beim invasiven Harnblasenkarzinom

3.6.1   AJCC-Klassifikation

Das invasive Harnblasenkarzinom stellt klinisch eine sehr heterogene Malignomentität dar (Zhang 2011). Um eine individualisierte Prognose und Therapie zu ermöglichen, sind in den letzten Jahrzehnten eine Vielzahl von Prognosenmodellen konstruiert worden, die diesem Umstand Rechnung tragen sollen. Aktuelle Methoden zur Risikostratifizierung beim high-grade Harnblasenkarzinom gründen sich auf verschiedenen statistischen Modellen. Die einfachste Form einer Risikostratifizierung kann durch eine Untersuchung von Überlebensdaten anhand

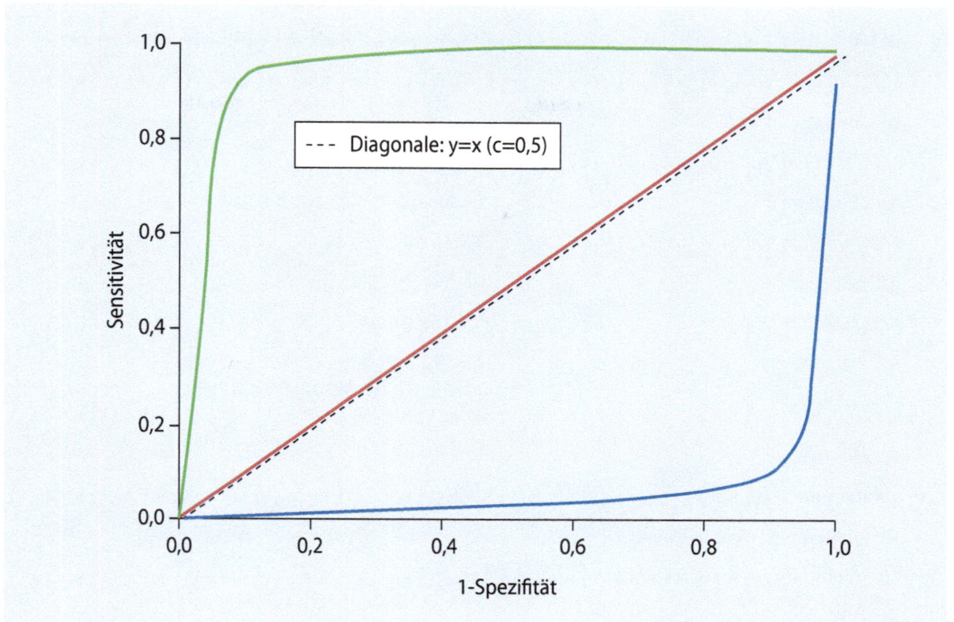

Abb. 3.4 Schematische Darstellung dreier »receiver-operating characteristic« (ROC)-Kurven (grüne Kurve = »Idealkurve« mit nahezu optimalem Zusammenhang zwischen Vorhersagewert und Realität; blaue Kurve = nahezu vollständig inverser Zusammenhang zwischen Vorhersage und Realität; rote Kurve = kein Zusammenhang zwischen Vorhersagewert des Modells und Realität)

einzelner klinischer oder pathologischer Risikofaktoren erfolgen. Etablierte Risikofaktoren beim invasiven Harnblasenkarzinom sind ein extravesikales Tumorwachstum, eine Lymphknotenmetastasierung und ein positiver Tumorabsetzungsrand. Eine Weiterentwicklung der Risikostratifizierung anhand von Risikogruppen stellt das TNM-System dar. Dabei werden die einzelnen Risikofaktoren zu Risikoklassen zusammengefügt, die die Grundlage für die AJCC-Stadieneinteilung bilden. Das TNM Staging System für das Harnblasenkarzinom wurde erstmals von Jewett und Strong im Jahr 1946 eingeführt. In diesem Buch wird aufgrund der Tatsache, dass die Evaluierung von klinischen, pathologischen und molekularen Parameter in der überwiegenden Mehrzahl der Studien nach der TNM-Klassifikation von 2002 vorgenommen worden ist, diese Klassifikation berücksichtigt (**□** Tab. 3.1).

Die AJCC-Stadieneinteilung ermöglicht bei Patienten mit invasivem Harnblasenkarzinom eine grobe Einschätzung des Rezidivrisikos und der Überlebenswahrscheinlichkeit. Ein Nachteil dieser Risikogruppierung stellt die Tatsache dar, dass individualisierte Aussagen innerhalb einzelner Risikoklassen zum onkologischen Langzeitverlauf oftmals aufgrund unterschiedlicher klinischer Patientenverläufe nur eingeschränkt möglich sind und weitere klinischen Faktoren für das Überleben (z.B. Alter, Geschlecht, Vorbehandlungen und Komorbiditäten) nicht berücksichtigt werden können. Zudem ist der Einschluss kontinuierlicher Risikoparameter, wie z.B. der Expressionshöhe von molekularen Markern, in diesen Modellen mit kategorisch angeordneten Risikovariablen (z.B. pN+ vs. pN0) nicht möglich. Daher obliegt es bis heute der Beurteilung des Klinikers, auf der Basis einer groben Risikostratifizierung durch das TNM-System patientenbezogene Charakteristika in den klinischen Entscheidungsprozess für oder gegen eine therapeutische Maßnahme miteinfließen zu lassen und zu bewerten (Lerner 2007).

◘ Tab. 3.1 AJCC-Klassifikation (Tab. 1a) und TNM-Staging (Tab. 1b) für das Harnblasenkarzinom (Sobin 2002)

Tabelle 1a

AJCC-Stadium 0a:	Ta, N0, M0
AJCC-Stadium 0is:	Tis, N0, M0
AJCC-Stadium I:	T1, N0, M0
AJCC-Stadium II:	T2a-T2b, N0, M0
AJCC-Stadium III:	T3a-T4a, N0, M0
AJCC-Stadium IV:	T4b, N0, M0 oder jedes T, N1–N3, M0 oder jedes T, jedes N, M1

Tabelle 1b

T-Kategorie

TX: Primärtumor nicht beurteilbar

T0: Primärtumor nicht detektierbar

Ta: Nicht-invasives papilläres Karzinom

Tis: Carcinoma in-situ (CIS)

T1: Invasion des subepithelialen Bindegewebes

T2: Invasion der Muscularis propria

T2a: Invasion in die innere Hälfte der Muscularis propria

T2b: Invasion in die äußere Hälfte der Muscularis propria

T3: Invasion in das perivesikale Fettgewebe

T3a: Mikroskopische Fettinvasion

T3b: Makroskopische Fettinvasion

T4: Invasion von Nachbarorganen oder -strukturen

T4a: Invasion des prostatischen Stromas, Uterus oder Vagina

T4b: Invasion der Becken- oder Bauchwand

N-Kategorie

NX: Regionale Lymphknoten nicht beurteilbar	N0: Regionale Lymphknotenmetastasen nicht beurteilbar
N1: Einzelne Lymphknotenmetastase ≤ 2 cm	N2: Multiple Lymphknotenmetastasen zwischen > 2 cm bis ≤ 5 cm
N3: Einzelne oder mehrere Lymphknotenmetastasen > 5 cm	

M-Kategorie

MX:	Fernmetastasierung nicht beurteilbar
M0:	Keine Fernmetastasen vorhanden
M1:	Fernmetastasen vorhanden

3.6.2 Nomogramme beim invasiven Harnblasenkarzinom

Die Wertung von Risikofaktoren im klinischen Einzelfall und die daraus resultierenden Therapieentscheidungen bergen jedoch auch potenzielle Gefahren. Entscheidungen des Arztes können so schwerer nachvollziehbar sein (Nguyen 2010). In dieser Hinsicht ermöglichen Nomogramme eine individualisier- und objektivierbarere Einschätzung von Prognose und Therapiebedarf. Ferner können in Nomogrammen kontinuierlich gemessene Risikovariablen zur Verbesserung prognostischer oder therapeutischer Aussagen mitberücksichtigt werden.

Nomogramme stellen Diagramme dar, an denen eine mathematische Funktion näherungsweise bestimmt werden kann. Sie bestehen aus Koordinatenachsen, auf denen bekannte Einflussgrößen aufgetragen sind, sowie aus einer Achse, auf der das Ergebnis durch Verknüpfung der einzelnen Koordinatenpunkte abgelesen werden kann. ◘ Abb. 3.5 zeigt das Beispiel einer einfachen Nomogrammfunktion.

Nomogramme können somit eine wichtige klinische Hilfestellung für die Identifizierung und den Einschluss von Hochrisikopatienten in klinischen Studien bieten, die am ehesten von einer neoadjuvanten oder adjuvanten Therapiemaßnahme profitieren (Shabsigh 2006).

Tatsächlich haben frühere Untersuchungen gezeigt, dass die Verwendung von Nomogrammen zur Voraussage des Überlebens nach Karzinomerkrankung der klinischen Einschätzung deutlich überlegen ist. Ross et al. (2002) evaluierten die Genauigkeit der Voraussagungen von 17 Urologen zum Überleben von 10 Patienten mit stanzbioptisch gesichertem Prostatakarzinom. Anhand bestimmter Risikoparameter (PSA-Wert, Gleason-Grad der Biopsie, Tumorstadium, Patientenalter) sollte die progressionsfreie Wahrscheinlichkeit mit und ohne Verwendung eines präoperativen Nomogramms abgeschätzt werden. Es zeigte sich, dass der Konkordanzindex für das Nomogramm signifikant höher lag (c: 0.67) als für Ein-

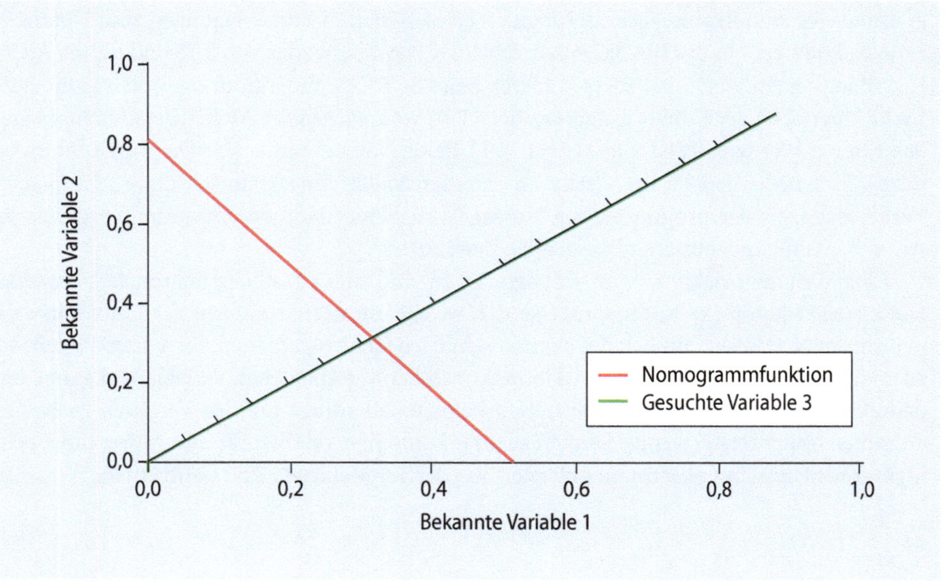

◘ **Abb. 3.5** Darstellung einer einfachen linearen Nomogrammfunktion. Durch lineare Verbindung zweier bekannter Größen (Variable 1 und 2) kann die gesuchte Größe (Variable 3) abgelesen werden

schätzung des Klinikers ohne Nomogramm (0.55; p < 0.05) (Ross et al. 2002). Weitere Daten, die diese Annahme stützen, wurden von Specht et al. (2005) beim Mammakarzinom veröffentlicht. Hierbei wurden Kliniker gebeten, das Risiko für residuelle axilläre Lymphknotenmetastasen bei positiver Sentinel-node-Biopsie ohne und unter Verwendung eines Nomogramms vorauszusagen. Es zeigte sich auch hier, dass die klinische Einschätzung ohne Nomogramm den Voraussagungen mit Nomogramm deutlich unterlegen war (0.53 vs. 0.72; p < 0.01) (Specht et al. 2005).

In Jahr 2006 wurden zwei bedeutende Nomogramme zum postoperativen Überleben nach radikaler Zystektomie beim invasiven Harnblasenkarzinom veröffentlicht. Das International Bladder Cancer Research Consortium (IBCNC) entwickelte auf der Grundlage von 9 064 zystektomierten Patienten aus 12 internationalen klinischen Zentren ohne neoadjuvante Vorbehandlung ein Nomogramm für das 5-Jahres-rezidivfreie Überleben (medianer Nachbeobachtungszeitraum: 30 Monate), in welches die folgenden Risikoparameter eingeschlossen wurden: Alter bei Zystektomie, Geschlecht, TNM Staging, histologische Entität, Tumorgrad und Zeitintervall zwischen letzter transurethraler Blasenresektion und radikaler Zystektomie (International Bladder Cancer Nomogram Consortium (IBCNC) 2006).

Das Bladder Cancer Research Consortium (BCRC) veröffentlichte auf der Basis einer Kohorte von 728 Patienten ein alternatives Nomogramm für das 5-Jahres-rezidivfreie, krebsspezifische und allgemeine Überleben (Karakiewicz 2006; Shariat 2006). Alle Patienten wurden mittels radikaler Zystektomie und bilateraler Lymphadenektomie an drei US-amerikanischen Zentren behandelt. Hierbei wurden die folgenden Risikofaktoren eingeschlossen: Alter, pathologisches Tumorstadium, pathologisches Nodalstadium, lymphovaskuläre Invasion, Carcinoma in-situ bei der radikalen Zystektomie, neoadjuvante bzw. adjuvante Chemotherapie und adjuvante Radiotherapie. Nach einem medianen Nachbeobachtungszeitraum von 25 Monaten (Mittel: 36 Monate) trat bei 249 Patienten ein Rezidiv auf. Darüber hinaus wurde in den beiden Veröffentlichungen des IBCNC und BCRC die prognostische Genauigkeit der beiden Nomogramme im Vergleich zur TNM-Klassifikation untersucht. Es zeigte sich, dass beide Nomogramme eine signifikante Verbesserung der TNM-basierten Voraussagungen zum Überleben erzielen konnten. Für das IBCNC ergab sich ein Konkordanzindex von 0.75 und für die AJCC-Klassifikation ein Wert von 0.68 (p < 0.001). Beim BCRC-Nomogramm lag für das krebsspezifische Überleben der Konkordanzindex bei 0.791, wohingegen die AJCC-Klassifikation lediglich einen c-Wert von 0.663 zeigte (p = 0.001). Beide Nomogramme wurden primär intern validiert. Es wurden jedoch im Verlauf an externen Validierungskohorten diese signifikanten Verbesserungen der prognostischen Aussagekraft beider Nomogramme im Vergleich zur AJCC-Klassifikation bestätigt (Bassi 2009; Zaak 2010).

Eine Weiterentwicklung von Nomogrammen sind sog. künstliche neuronale Netzwerke. Diese stellen komplexe Rechenprozesse dar, welche auf der Grundlage der Funktionsweise neuronaler Netzwerke, ähnlich der des menschlichen Gehirns, arbeiten. Ihr Vorteil besteht vor allem darin, dass sie nicht-lineare Relationen zwischen verschiedenen Variablen erkennen und dadurch genauere Voraussagungen treffen können. Allerdings sind im Vergleich zu Nomogrammen bisher relativ wenige Studien zu ihrer klinischen Validität für ihre Anwendung beim high-grade Harnblasenkarzinom publiziert worden (el-Mekresh 2009; Catto 2010).

3.6.3 Biostatische Überlegungen für die Verwendung von molekularen Markern in Prognosemodellen

Ein Vielzahl biostatistischer Fallstricke müssen vor der Verwendung von molekularen Genmarkerprofilen, auch Genklassifikatoren genannt, in Prognosemodellen zum high-grade Harnblasenkarzinom berücksichtigt werden. Der Prozess der Genklassifikation gliedert sich in drei wesentliche Schritte: Zunächst muss je nach Fragestellung eine Identifizierung und Kombination geeigneter Genklassifikatoren vorgenommen werden. Anschließend muss durch ROC-Analysen der statistische Nachweis erbracht werden, dass im Vergleich zu einem Basismodell, bestehend aus etablierten klinischen und pathologischen Risikofaktoren, die Addition des neuen Genklassifikators zu einer signifikanten Verbesserung der prädiktiven oder prognostischen Genauigkeit der Aussagen des Basismodells führt. Abschließend müssen die erhobenen Daten an einer unabhängigen Kohorte zur Feststellung der Reproduzierbarkeit der Daten validiert werden (Sylvester 2008).

Die Entwicklung eines molekularen Klassifikators beim high-grade Harnblasenkarzinom erfordert zunächst die Analyse einer Vielzahl von Risikogenen mittels cDNA-Methode, welche im Anschluss über eine mathematische Funktion zu einem Klassifikator gruppiert werden und damit Risikogruppen (z.B. »low-risk«, »intermediate-risk« und »high-risk«) beschreiben. Um eine spätere externe Validierung der Daten zu erleichtern, ist die Verwendung von Grenzwerten, sog. »cut-offs«, bei der Messung von Expressionsunterschieden hilfreich. Die einzelnen Genklassifikatoren sollten eine möglichst differentielle Expression zwischen einzelnen Risikogruppen aufweisen.

Prinzipiell ist mit steigender Anzahl an Genen in einem Klassifikator auch eine genauere Beschreibung des onkologischen Outcomes eines einzelnen Patienten möglich. Dieses Vorgehen beinhaltet jedoch eine Vielzahl statistischer Fallstricke. Durch die Methode der cDNA-Analyse werden im Vergleich zur Stichprobengröße (Anzahl untersuchter Gene) auch viele falsch-positive Gene als mögliche Risikogene eingestuft. Die sog. »false-discovery rate« (FDR) beschreibt in diesem Zusammenhang die Anzahl falsch-positiver Gene im Vergleich zur Gesamtzahl positiver Gene.

Eine Möglichkeit zur Reduktion der FDR bei Genexpressionsanalysen zum high-grade Harnblasenkarzinom ist die Erstellung einer Rangliste, gegliedert nach dem jeweiligen p-Wert jedes einzelnen Gens. Jeder p-Wert eines einzelnen Gens (pi) wird gemäß der Formel $pi = 0.05 \times i/n$ klassifiziert, wobei »n« die Gesamtzahl der untersuchten Gene darstellt. Aus dieser Rangliste lassen sich dann die Gene mit der höchsten statistischen Signifikanz ermitteln (Michiels 2007). Da cDNA-Analysen meist die Expression einer Vielzahl von Genen an einer einzelnen Person untersuchen, besteht immer auch das Risiko, dass Genlisten interindividuell unterschiedlich ausfallen können. Daher sollten Genlisten durch mehrfache Stichprobenerhebungen validiert und Genexpressionen, die in mindestens 50% der Stichproben differentiell nachweisbar sind, für die Erstellung eines molekularen Risikoprofiles (Klassifikators) herangezogen werden (Michiels 2005).

Für die anschließende Kombination von Genen zu einem molekularen Klassifikator (Gencluster) können unterschiedlichen Klassifikationsalgorhythmen angewandt werden. Ein häufig verwendeter Algorhythmus hierfür stellt die sog. lineare Diskriminanzanalyse dar (Simon 2005). Diese lineare Funktion beschreibt über eine Wichtung der individuellen Genexpressionen eine Summenfunktion, über die anhand von festgelegten Expressionsgrenzwerten Genklassifikatoren definiert werden. ◘ Abb. 3.6 veranschaulicht das Beispiel einer einfachen linearen Diskriminanzfunktion.

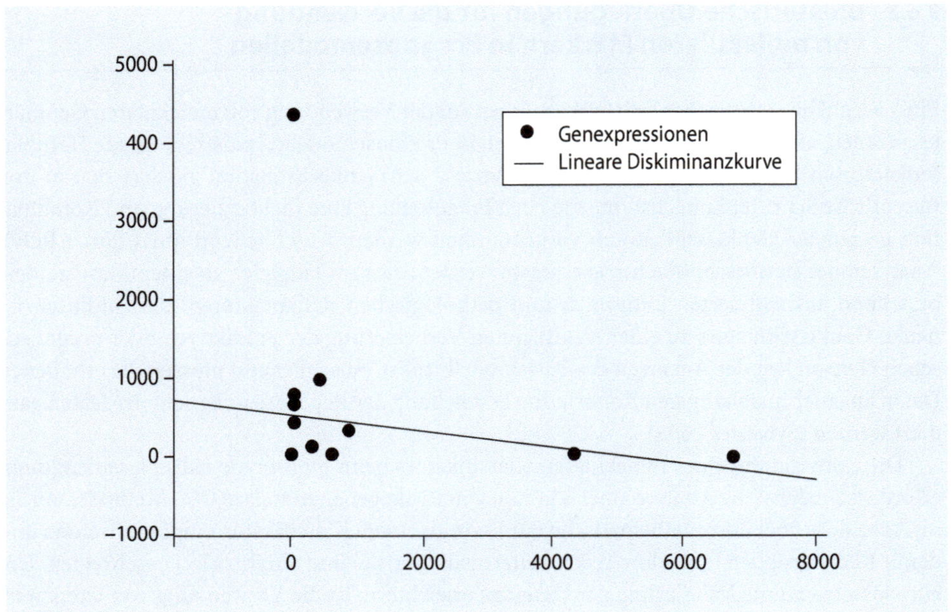

▫ Abb. 3.6 Beispiel einer einfachen linearen Diskriminanzfunktion. Über eine Wichtung der individuellen Genexpressionen wird eine Summenfunktion errechnet, über welche anhand von festgelegten Expressionsgrenzwerten Genklassifikatoren definiert werden

Der nun entwickelte Genklassifikator sollte anschließend zur verbesserten Reproduzierbarkeit der Daten vorzugsweise an einer unabhängigen Patientenkohorte validiert werden (Altman 2000). Bei einer Validierung an einer externen Patientenkohorte muss auf eine Vielzahl von potenziellen Störfaktoren geachtet werden. Dazu zählt, dass in der externen Kohorte dieselben Einschlusskriterien, Endpunkte, Behandlungsstrategien, Genlisten, Messverfahren und Cut-off-Werte verwendet worden sind. Aufgrund der häufig anzutreffenden Schwierigkeit, eine externe Validierungskohorte für ein neues Prognosemodell zu rekrutieren, ist als alternatives Validierungsverfahren die sog. Split-sample-Methode beschrieben worden. Diese Methode beschreibt eine Aufteilung der ursprünglichen Kohorte in zwei Subkohorten. Hierbei dient die eine Subkohorte zur Erstellung des Klassifikators (»Trainingsset«), wohingegen die zweite Subkohorte zur Validierung des ermittelten Klassifikators als Testkohorte (»Testset«) eingesetzt wird (Altman 2000).

Anschließend sollte der neue Genklassifikator über eine multivariate Analyse mit anschließender ROC-Analyse bzw. Überprüfung des Konkordanzindex hinsichtlich seiner prognostischen (z.B. 5-Jahres-Überlebenswahrscheinlichkeit) oder prädiktiven (z.B. Ansprechrate einer neoadjuvanten Chemotherapie) Genauigkeit weiter untersucht werden. Hierbei muss der statistische Nachweis erbracht werden, dass durch die Addition des neuen molekularen Klassifikators zu einem Basismodell, bestehend aus etablierten klinischen und pathologischen Risikofaktoren, eine signifikante Verbesserung der prädiktiven oder prognostischen Aussagen erzielt werden kann. Dazu eignen sich am besten Nomogramme, da sie eine bessere Abschätzung des individuellen Risikos im Vergleich zu Risikogruppen zulassen. Vor Einschluss eines nicht-extern validierten Klassifikators in ein bestehendes Nomogramm sollte zumindest eine interne Validierung mittels der sog. Bootstrapping-Methode erfolgen (Efron 1979; Harrell 1996). Bei dieser Methode werden zur Vermeidung eines sog. Overfittings wiederholt Statistiken auf der Basis einer einzelnen Stichprobenwahl erstellt. Liegt ein Overfitting der Daten vor, bedeutet dies, dass ein prognostisches Modell zu viele erklärende, meist irrelevante Variablen besitzt und somit auf eine spezifische Anzahl an Variablen mittels der Bootstrapping-Methode reduziert werden muss.

Molekulare Mechanismen beim Harnblasenkarzinom

G. Gakis, A. Stenzl, *Molekulare Marker beim high-grade Harnblasenkarzinom*,
DOI 10.1007/978-3-662-49233-8_4, © Springer-Verlag Berlin Heidelberg 2016

Im Folgenden werden die wichtigsten molekularen Mechanismen und Signaltransduktionswege beschrieben, die Gegenstand intensiver Erforschung bei der Entwicklung prognostischer und prädiktiver Marker beim high-grade Harnblasenkarzinom sind. Zur verbesserten Veranschaulichung und zum Nachvollziehen der einzelnen Signalwege dienen ◘ Abb. 4.1–◘ Abb. 4.4.

4.1   Zellzyklusregulation

◘ Abb. 4.1 verdeutlicht das Zusammenwirken der einzelnen Proteine bei der Zellzyklusregulation. Das humane p53-Tumorsuppressorprotein, benannt nach seiner Molekülmasse von 53 kD, spielt eine entscheidende Rolle in der Zellzyklusregulation und wird als »Wächter des Genoms« bezeichnet (Lane 1992). Das zugehörige Gen TP53 liegt auf dem Chromosom 17p13.1. Mutationen des TP53-Gens wurden in bis zu 50% aller Karzinomentitäten beschrieben. Im natürlichen Zustand weist das p53-Protein eine molekulare Instabilität auf, die auf einem hohen Degradationsgrad durch den Ubiquitin-Abbauprozess beruht. Nach DNA-Schädigung kommt es über eine posttranslationale Stabilisierung des p53-Proteins zu einem verminderten Abbau und damit zu einer Akkumulation in der Zelle. Eine Mutation des p53-Gens erfolgt meist durch eine Punktmutation. Diese resultiert in einer veränderten Proteinstruktur, deren Abbau durch den Ubiquitin-Pathway deutlich eingeschränkt ist. Über eine p53-Akkumulation werden DNA-Reparaturmechanismen in Gang gesetzt, die im natürlichen Zustand die Zellzyklusprogression von der G1- zur S-Phase inhibieren. Die Arretierung des Zellzyklus erfolgt darüber, dass p53 als Transkriptionsfaktor zu einer Expressionszunahme des Proteins p21, einem Cyclin-abhängigen Kinaseinhibitor, führt. Das p21-Protein wiederum hemmt die Komplexe CyclinD-CDK4/6 und CyclinE-CDK2. Diese Hemmung kann beim invasiven Harnblasenkarzinom auch über p27 erfolgen (Kuczyk 1999). Diese beiden Cyclin-Komplexe sind erforderlich, um den Transkriptionsfaktor E2F aus dem pRB-Protein freizusetzen, der den Zellzyklus weiterführt. Akkumuliert p53 in der Zelle weiter, können auch apoptoseinduzierende Gene aus der Bcl-2-Familie, wie das Bad-Protein, aktiviert werden, welche den programmierten Zelltod einleiten. Die Expression von p21 kann jedoch auch unabhängig von p53 beeinflusst werden (el-Deiry 1993). Als Beispiel hierfür dient der Verlust der p21-Expression beim invasiven Harnblasenkarzinom, der als unabhängiger Risikofaktor für eine Tumorprogression beschrieben worden ist, wohingegen durch eine erhaltene p21-Expression die negativen Effekte eines alteriertes p53-Proteins auf den Zellzyklus ausgeglichen werden können (Stein 1998).

Ein weiteres Protein, welches über einen autoregulatorischen Feedbackmechanismus die p53-Expression verringern kann, ist das Mdm2-Protein. Eine erhöhte p53-Expression führt über eine Aktivierung der zugehörigen Mdm2-Promoterregion zu einer Hochregulation der Mdm2-Proteinkonzentration in der Zelle. Das Mdm2-Protein bindet an p53 und transportiert es für den Ubiquitin-gekoppelten Abbau zum Proteasom. Das Mdm2 Gen kann über p14 auf Transkriptionsebene inhibiert werden. Homozygote Deletionen des p14-Gens oder Hypermethylierungen der entsprechenden Promoterregion können zu einer Inaktivierung von p14 führen und damit die p53-Expression erhöhen. Es konnte in diesem Zusammenhang gezeigt werden, dass eine Hypermethylierung des p14-Gens mit einem verringerten Überleben nach radikaler Zystektomie einhergeht (Kawamoto 2006). Somit besitzt das p53-Tumorsuppressorgen die Funktion einer »Bremse« des Zellzyklus, welches durch eine Arretierung des Zellzyklus oder Einleitung des Apoptosevorganges eine unkontrollierte Zellproliferation verhindern kann.

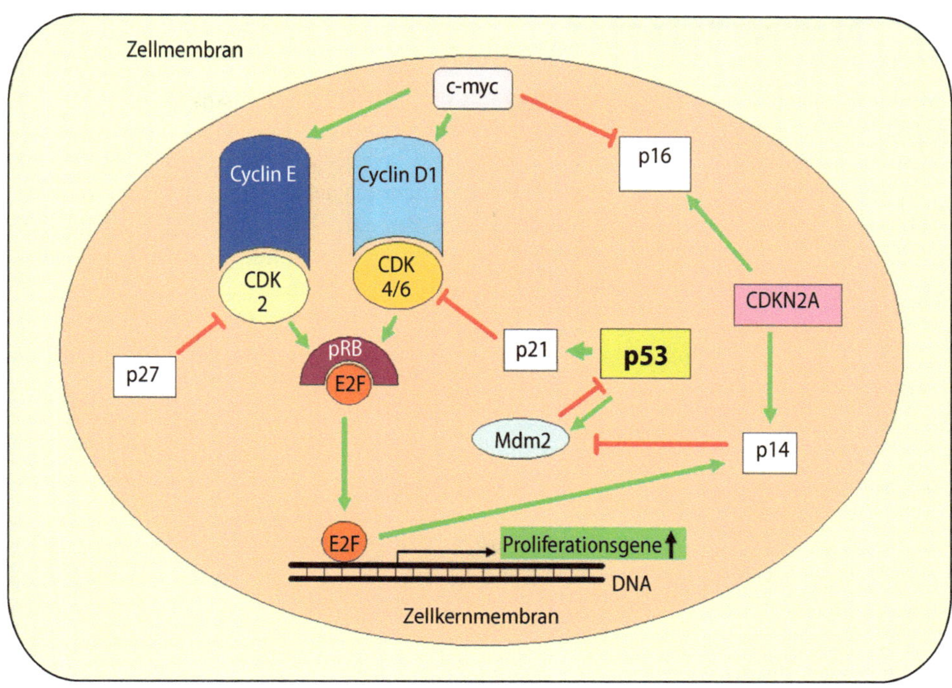

Abb. 4.1 Schematische Darstellung des p53-Signalweges (Legende: CDK = cyclin-abhängige Kinase; pRB = phosphoryliertes Retinoblastomprotein; Mdm2 = murine double minute 2; CDKN2A = cyclin-abhängiger Kinaseinhibitor 2A)

Wie bereits aufgeführt, ist das Retinoblastom-Gen (RB) ein weiteres wichtiges Gen der Zellzyklusregulation, das in seiner aktiven (dephosphorylierten) Form als Tumorsuppressorgen fungiert. Das entsprechende Gen ist auf der Chromosonenregion 13q14.1-q14.2 codiert. Eine homozygote Mutation führt zur Entwicklung von Retinoblastomen, was diesem Gen seine Bezeichnung gegeben hat (Lai 2003). Als sog. Pocket-Protein besitzt es eine »molekulare Tasche«, in die es nach Dephosphorylierung den Transkriptionsfaktor E2F bindet. Nach Phosphorylierung von RB (pRB) erfolgt die Freisetzung von E2F, welches wiederum über eine Aktivierung von Cyclin E und Cyclin A eine Zelle in den S-Zyklus überführt. Die Phosphorylierung von RB wird durch das CyclinD-CDK4/5 initiiert und durch den Komplex CyclinE-CDK2 fortgesetzt. Dieser Vorgang führt zu einer verstärkten Bindung der DNA-Polymerase an die DNA und damit zu einer beschleunigten DNA-Replikation während der S-Phase (Chellapan 1991).

Ein weiteres Protein, welches Einfluss auf den Phosphorylierungszustand von pRB nehmen kann, ist das Tumorsuppressorprotein p16. Dieses Protein führt über eine Inhibition des CyclinD1-CDK4-Komplexes zu einer verringerten Phosphorylierung von RB und damit zu einer verringerten Freisetzung von E2F. Ein Verlust der p16-Proteinexpression durch Mutationen im entsprechenden Gen (CDKN2A) resultiert in einer Zunahme der pRB-Konzentration. In diesem Zusammenhang konnte gezeigt werden, dass eine Transfektion von p16 in T-24-Harnblasenkarzinomzelllinien, welche im Grundzustand eine erhöhte RB-Expression aufweisen, zu einer Hemmung der Zellproliferation führt (Chatterjee 2004).

4.2 Apoptose-Pathway

◘ Abb. 4.2 verdeutlicht das Zusammenwirken der einzelnen Signalwege bei der Apoptose. Als Apoptose wird der Vorgang eines programmierten Zelltodes bezeichnet. Hierbei löst sich die Zelle zunächst aus dem Zellverband und beginnt zu schrumpfen. Die Apoptose grenzt sich von einem nekrotischen Zelluntergang dadurch ab, dass die Zellmembran bis zum Schluss intakt bleibt und somit eine entzündliche Begleitreaktion des Nachbargewebes ausbleibt. Die Zelle schnürt sich langsam in Vesikeln ab, wobei am Ende des Apoptosevorganges ein sog. Apoptosekörperchen übrig bleibt, welche von Makrophagen phagocytiert wird (Böcker 2008).

Der Vorgang der Apoptose gliedert sich in eine Initiations- und Ausführungsphase und kann im Wesentlichen durch einen extrinsischen oder intrinsischen Weg eingeleitet werden. Beim extrinsischen Weg binden Liganden (z.B. TNF-α) an membranständige »Todesrezeptoren« (z.B. CD95), die zur TNF-Rezeptorfamilie zählen. Hierbei wird über eine Trimerisierung des Rezeptors eine weitere Anlagerung von Proteinen mit Todesdomaine (TRADD/FADD) ermöglicht. Diese Moleküle aktivieren in der weiteren Signalkaskade Caspase-8 und Caspase-10, welche über Proteine der Bcl-2-Familie zur Destabilisierung der Mitochondrienmembran führen. Bcl-2-Proteine sind an der Außenmembran von Mitochondrien lokalisiert und regulieren die Öffnungswahrscheinlichkeit von »Megaporen«, die den Ioneneinstrom und Ionenausstrom und damit das Membranpotenzial entlang der Mitochondrienmembran aufrechterhalten. Ein Aktivierung bestimmter apoptoseinduzierender Proteine der Bcl-2-Familie (z.B. Bax) führt in der Folge zum Ausstrom von Calcium und Cytochrom c und damit zum Beginn der Ausführungsphase des programmierten Zelltodes. Beim intrinsischen Weg kommt es über verschiedene Moleküle, wie beispielsweise p53 oder aber auch durch Chemotherapeutika, zu einer Freisetzung von Cytochrom c aus den Mitochondrien. Dieser Vorgang wird ebenso über Proteine der Bcl-2-Familie (z.B. Bax, Bcl-XL) vermittelt (Hengartner 2000). Analog zur Rolle der Caspase-8 kommt es über weitere Schritte in der Signalkaskade zur einer Aktivierung von Caspase-9, welches durch das Molekül Survivin inaktiviert werden kann (Swana 1999).

In der anschließenden Ausführungsphase des Apoptosevorganges kommt es durch sog. Effektorcaspasen (Caspase-3, -6 und -7) zum Abbau von Lamin aus der Zellkernmembran und Actin aus der Zellmembran. Ferner aktivieren Effektorcaspasen auch DNasen, die die DNA in definierte, meist 180-185bp lange Bruchstücke abbauen und in der Gelelekrophorese als sog. »DNA-Leiter« nachgewiesen werden können (Hengartner 2000).

4.3 Tumorangiogenese

Tumorzellen sind auf eine konstante Zufuhr von Sauerstoff und Nährstoffen zur Aufrechterhaltung ihrer hohen Proliferationsrate angewiesen. Die Neubildung von Blutgefäßen stellt dabei einen kritischen Punkt in der Expansion invasiver und metastasierender Karzinome dar. Das Maß der Gefäßneubildung kann über eine Messung der Mikrogefäßdichte (»microvessel density«, MVD) immunhistochemisch bestimmt werden (Weidner 1991).

Es wurde eine Vielzahl von angiogenetischen Wachstumsfaktoren beim Harnblasenkarzinom beschrieben. Vascular Endothelial Growth Factors (VEGF) beschreibt eine Proteinfamilie, welche eine Schlüsselrolle in der Tumorangiogenese einnimmt. VEGF-Proteine stimulieren sowohl die enzymatische Freisetzung von Stickstoffmonoxid (NO) aus der Gefäßwand als

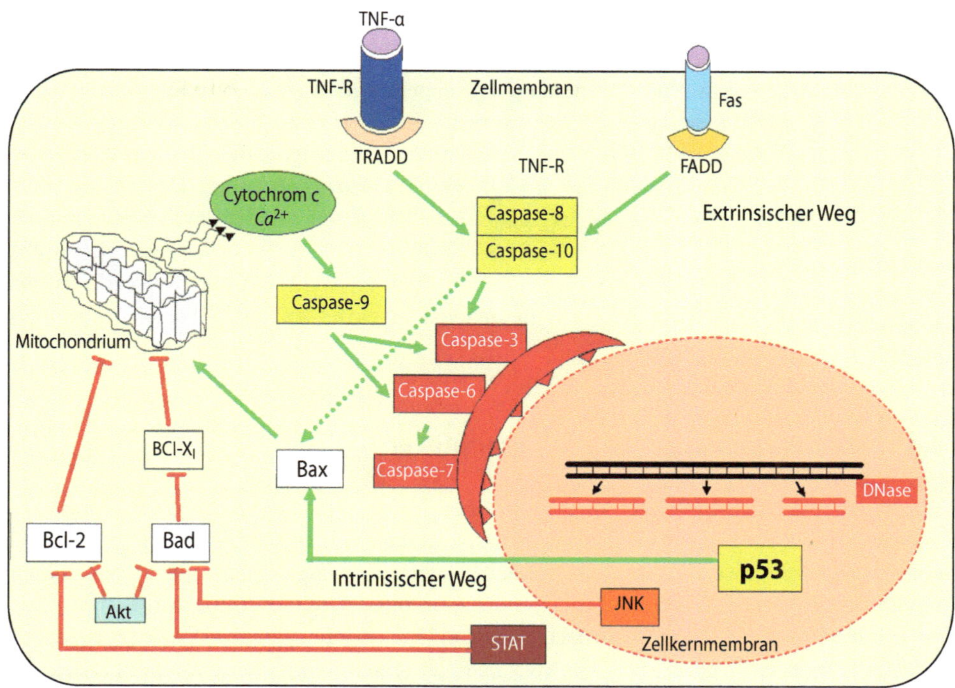

Abb. 4.2 Vereinfachte, schematische Darstellung der Signalkaskade der Apoptose, unterteilt nach extrinsischem und intrinsischem Signalweg (Bad = Bcl-2-Antagonist des Zelltodes; Bcl-2 = B-Zell-Lymphom 2; FADD = Fas-assoziiertes Protein mit Todesdomaine; JNK = c-Jun N-terminale Kinase; STAT = Signaltransduktor und -aktivator der Transkription; TNF-α = Tumor-Nekrose-Faktor-α; TNF-R = Tumor-Nekrose-Faktor Rezeptor; TRADD = Tumor-Nekrose-Faktor Rezeptor Typ1-assoziiertes Protein mit Todesdomaine)

auch die Migration von Monozyten und Makrophagen. Nach Anbindung von VEGF an bestimmte Tyrosinkinasen der Zellmembran, den sog. VEGF-Rezeptoren, aktivieren sich die VEGF-Rezeptoren durch Dimerisierung und anschließende Autophosphorylierung und leiten so das extrazelluläre Signal nach intrazellulär weiter (Bartoletti 2005). Die Expression von VEGF wird auch durch p53 beeinflusst, indem es die Expression von Thrombospondin-1, einem potenten Angiogeneseinhibitor, hochreguliert, was sich wiederum in einer Zunahme der Mikrogefäßdichte zeigt (Dameron 1994; Grossfeld 1997). Ebenso kann es über Wachstumsfaktoren, wie dem »epidermal growth factor« (EGF), zu einer verstärkten Angiogenese kommen. Neben der Thymidinphosphatase (TP) induzieren Wachstumsfaktoren auch eine Zunahme der Produktion von Interleukin-8 und Matrix-Metalloproteinasen (Nutt 1998; Brown 2000). Letztere sind proteolytisch wirksame Typ-IV-Kollagenasen, die den Abbau der extrazellulären Matrix und Basalmembran fördern. Sie aktivieren in der Folge Wachstumsfaktoren, wie den »basic bzw. acidic fibroblast growth factor« (bFGF bzw. aFGF) und »scatter factor« (SF), welche zu einer verstärkten Endothelzellmigration führen. Zusätzlich kann über Interkeukin-8, einem stark chemotaktisch wirksamen Zytokin, die Migration von Endothelzellen verstärkt werden.

Eine Induktion der VEGF-Produktion kann auch bei zellulärer Hypoxie durch die Zunahme der Konzentration des Hypoxie-induzierenden Faktors-1 (HIF-1) erfolgen. HIF-1 ist ein O_2-abhängiger heterodimerer Transkriptionsfaktor, der aus einer α- und β-Untereinheit besteht. HIF-1α ist im Gegensatz zu HIF-1β sauerstofflabil und ändert seine Aktivität in Abhängigkeit von der zellulären O_2-Konzentration. Er gilt als sog. »Master Regulator of Oxygen Homeostasis« (Semenza 1998). Bei hoher pO_2-Konzentration wird HIF-1α innerhalb von Minuten durch Prolylhydroxylasen in Gegenwart des Tumorsuppressorgens von Hippel-Lindau (vHL) wieder abgebaut, wohingegen es sich bei Vorliegen einer zellulären Hypoxie durch posttranslationale Modifikation stabilisiert, im Zytoplasma akkumuliert und in den Zellkern transloziert. Dort führt es zu einer Hochregulation von Zielgenen, welche durch Steigerung des anaeroben Stoffwechsels vermehrt Adenosintriphosphat (ATP) bereitstellen und die Gewebsoxygenierung durch Induktion erythropoetischer Faktoren, wie Erythropoetin, fördern (Gorr 2006). ◘ Abb. 4.3 verdeutlicht das Zusammenwirken der einzelnen Signale bei der Tumorngiogenese.

4.4   Wachstumsfaktoren und -rezeptoren

Die Übertragung extrazellulärer Wachstumssignale in den Zellkern wird über Tyrosinkinase-Rezeptoren hergestellt. Diese sind Proteinkinasen, deren biochemische Funktion darin besteht, eine Phosphatgruppe auf ein anderes Protein (Phosphorylierung) zu übertragen. Tyrosinkinasen können entweder membrangebunden oder -ungebunden sein und eine intrinsische (Kinase ist Teil des Rezeptors) oder assoziierte Funktion (Kinase bindet an den Wachstumsrezeptor) besitzen. Bindet ein Ligand (z.B. FGF, SF, VEGF) an seinen Rezeptor, kommt es über eine Dimerisierung der Rezeptoren zu einer Autophosphorylierung und damit zur Aktivierung der Rezeptoren. An diesen Rezeptoren können sich hiernach Transkriptionsfaktoren anlagern, die das Ablesen von Genen beschleunigen und somit das Wachstumssignal in den Zellkern weiterleiten. Aberrationen dieser Tyrosinkinase-Rezeptoren können zu einer ungesteuerten Zellproliferation führen.

Neben der VEGF-Proteinfamilie stellen die FGFR-/EGFR-Proteine (»fibroblast/epidermal growth factor receptor«) weitere bekannte Wachstumsrezeptoren beim Harnblasenkarzinom dar. Die FGFR-Proteinfamilie besteht aus 4 Subtypen. Eine FGFR-3-Überfunktion konnte in mehreren Studien mit einem höheren Risiko für die Entwicklung von oberflächlichen, niedriggradigen Harnblasenkarzinomen in Verbindung gebracht werden (Bakkar 2003; van Rhijn 2004). Die EGFR-Proteinfamilie besteht ebenfalls aus 4 Subtypen, von denen die Subtypen ErbB-1 (EGFR) und ErbB-2 (Her2/neu) beim Harnblasenkarzinom am häufigsten untersucht worden sind. Im Gegensatz zum FGFR-3-Rezeptor sind diese Wachstumsrezeptoren insbesondere beim invasiven Harnblasenkarzinom überexprimiert (Krüger 2002). ◘ Abb. 4.4 zeigt die Interaktion der einzelnen Wachstumsfaktoren und -rezeptoren.

4.5   Signaltransduktionskaskaden

Die Übertragung des Wachstumssignals vom Wachstumsrezeptor in den Zellkern erfolgt über verschiedene Transduktionswege. Die am häufigsten beim Harnblasenkarzinom untersuchten Signalkaskaden sind:
- die mitogen-aktivierte Proteinkinase (Ras-MAPK)
- die Phospholipase-Proteinkinase C (PLC-PKC)
- die Januskinase (JAK)
- die »signal transducer and activator of transcription« (STAT)

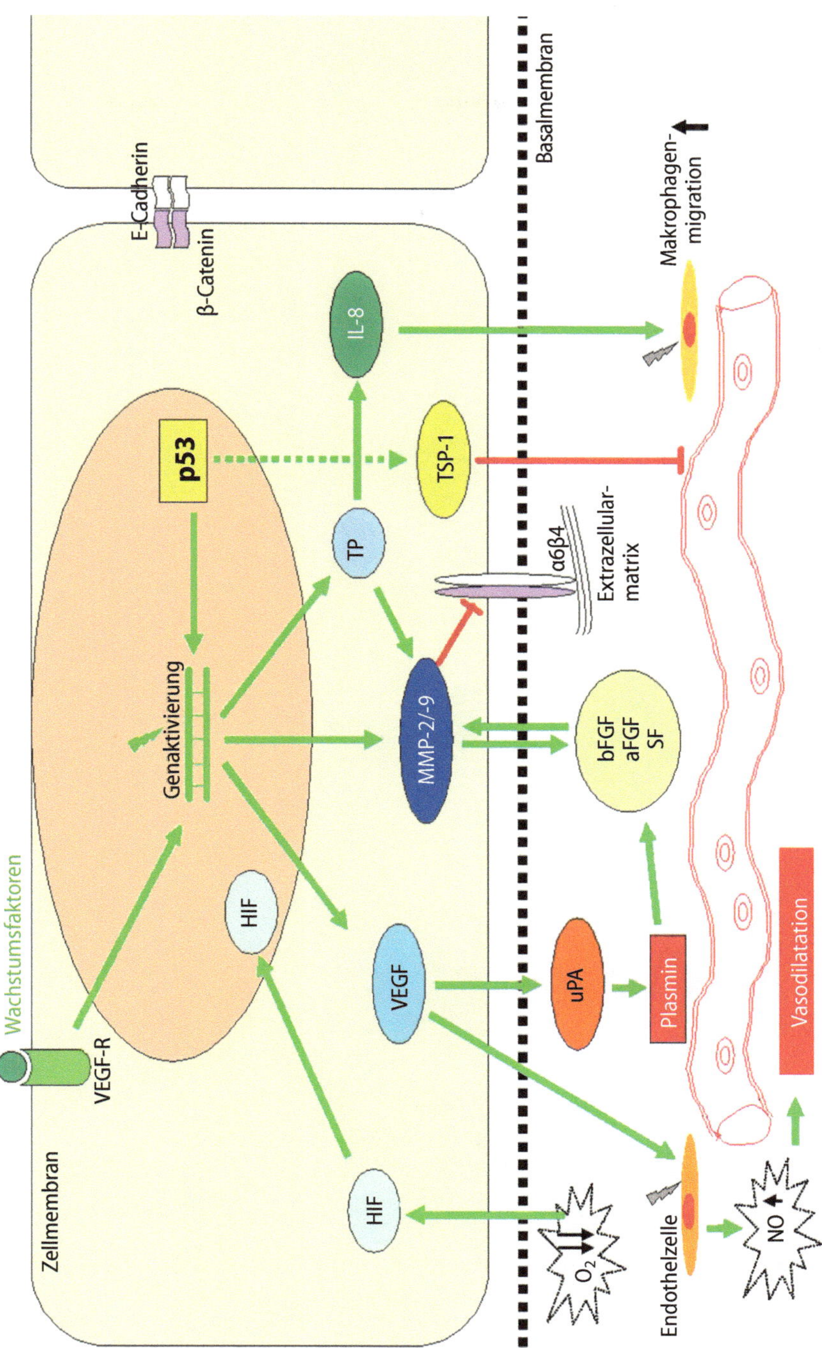

Abb. 4.3 Vereinfachte, schematische Darstellung der Vorgänge der Angiogenese, der Invasion, der Zell-Zell-Interaktion und des Einflusses von Wachstumsfaktoren und Wachstumsrezeptoren beim Harnblasenkarzinom (HIF = hypoxie-induzierbarer Faktor; IL-8 = Interleukin-8; MMP-2/-9 = Matrix Metalloproteinase 2-/-9; NO = Stickstoffmonoxid; O₂ = Sauerstoff; aFGF = saurer Fibroblastenwachstumsfaktor; bFGF = basischer Fibroblastenwachstumsfaktor; SF = Streufaktor; TP = Thymidinphosphatase; TSP-1 = Thrombospondin-1; VEGF-R = vaskulärer Wachstumsfaktor-Rezeptor; uPA = Urokinase; α6β4: = α6β4-Integrine)

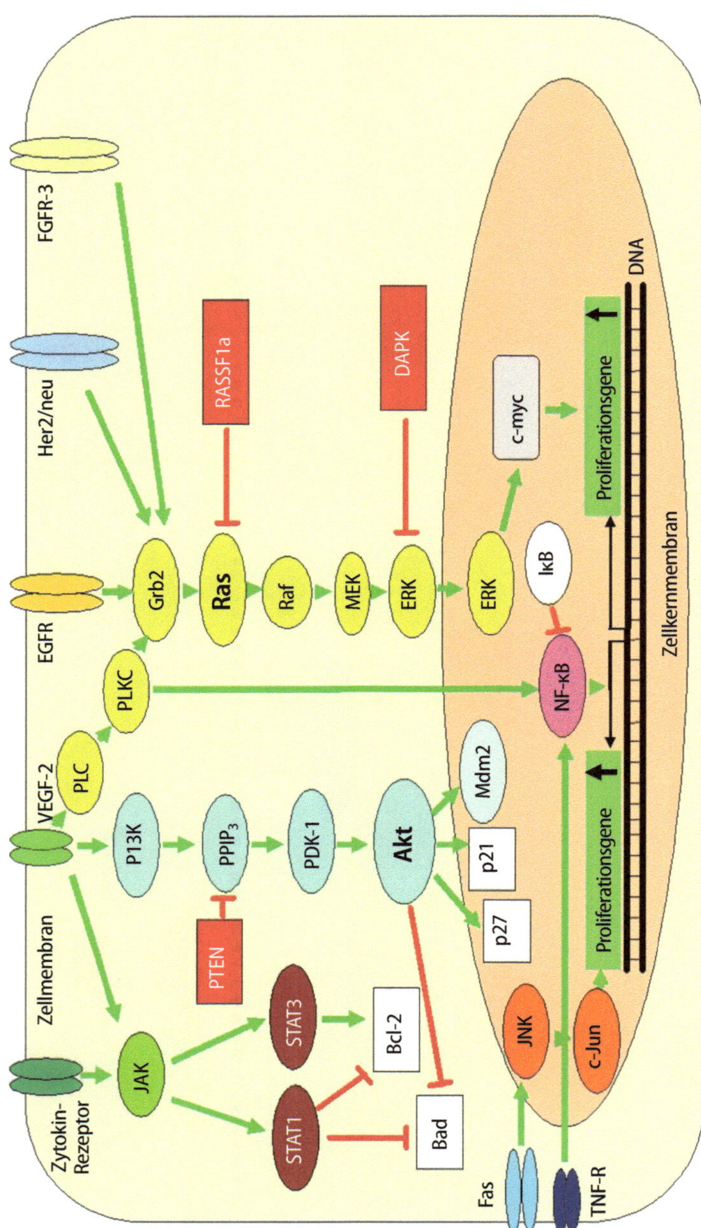

◘ Abb. 4.4 Molekulare Mechanismen bei der intrazellulären Signaltransduktion beim Harnblasenkarzinom. Legende: Akt = Serin-Threonin-Kinase; Bad = Bcl-2-Antagonist des Zelltodes; Bcl-2 = B-Zell-Lymphom 2; DAPK = death-associated Proteinkinase; Fas = Todesrezeptor; EGFR = epidermaler Wachstumsfaktor-Rezeptor; ERK = extrazelluläres Signal regulierende Kinase; FGFR = fibroblasten Wachstumsfaktor-Rezeptor; Grb2 = wachstumsfaktor-bindendes Protein 2; her2/neu = humaner epidermaler Wachstumsfaktor-Rezeptor; JAK = Januskinase; MEK-1 = mitogenaktivierte Proteinkinase-kinase-1; Mdm2: murine double minute 2-Protein; NF-κB = nukleärer Faktor-kappaB; PDK-1 = Pyruvatdehydrogenase-Kinase-Isozym 1; PI3K = Phosphoinositid-3-Kinase; PIP3 = Phosphatidyinositol-Triphosphat; PKC = Proteinkinase C; PLC = Phospholipase C; PTEN = Phosphatase und Tensin Homolog; Raf = rapidly growing fibrosarcoma or rat fibrosarcoma (Serin-Threonin-Proteinkinase); Ras = Rat sarcoma (Protoonkogen); RASSF1a = Ras-assoziierte Domain Familie-1-Protein; STAT = Signal Transduktor und Aktivator der Transkription; TNF-R = Tumor-Nekrose-Faktor-Rezeptor; VEGF = vaskulärer Wachstumsfaktor-Rezeptor

- die Phosphoinositid-3-Kinase/Akt/»mammalian target of rapamycin« (PI3K-Akt-mTOR)
- der »nuclear factor-kappaB (NF-κB)-pathway«

Abnorme Wachstumssignale nach Mutation des FGFR-3-Rezeptors werden meist über den Ras-MAPK-Signalweg übertragen, welche über weitere Kinaseschritte zu einer vermehrten Expression von MYC, einem Protoonkogen, führen. Dieses reguliert die Expression von etwa 15% der menschlichen Gene. Das c-myc-Protein hemmt im Normalzustand die Aktivität der cyclin-abhängigen Kinasen (CDKI) und verlangsamt damit den Zellzyklus. Die Aktivität im Ras-MAPK-Signalweg kann durch das Ras-assoziierte Domain Familie-1-Protein (RASSF1a) auf der Ebene des Ras-Proteins gehemmt werden. Eine weitere Regulationsmöglichkeit besteht auf der Ebene der Translokation des ERK-Proteins in den Zellkern, welches durch die death-associated Proteinkinase (DAPK) verhindert werden kann.

Der PLC-PKC-Pathway ist an verschiedenen Prozessen der Zellteilung, Zelldifferenzierung und Apoptose beteiligt. Nach Bindung eines Liganden an einen Tyrosinkinase-Rezeptor wird über eine Freisetzung von Phospholipase C die Proteinkinase C aktiviert. Diese reguliert neben verschiedenen Transkriptionsfaktoren, wie c-Fos, auch die Aktivität des antiapoptotisch wirksamen Proteins Bad. Ferner beeinflusst PKC auch die Aktivität im Ras-MAPK-Signalweg über eine Expressionszunahme des Raf-Proteins. Über die PKC erfolgt ebenfalls eine Aktivierung des NF-κB-Signalweges. Dieser Vorgang kann auch über den TNF-Rezeptor initiiert werden. Der NF-κB-Signalweg wird über das inhibierende Protein IκB gesteuert, welches NF-κB bindet und somit seine Translokation in den Zellkern verhindert. Eine Phosphorylierung von IκB führt über dessen Degradation zu einer verstärkten Transkription und Zellproliferation.

Die JAK-Signalkaskade kann nach Aktivierung von Zytokinrezeptoren durch Interleukin-6 induziert werden. Eine JAK-Aktivierung resultiert in einer Zunahme der STAT- und PI3K-Expression, wobei letztere einen promovierenden Einfluss auf die Ras-Aktivität besitzt und zu einer verstärkten Phosphorylierung von Phosphatidylinositol-Triphosphat (PIP3) führt. Dies führt über PDK-1 zu einer verstärkten Phosphorylierung des Akt-Proteins und damit zur Zunahme der Konzentration der Proteine p21, Mdm2 und p27. Der Akt-Pathway stellt somit ein weiteres wichtiges Protein in der Regulation des Zellzyklus durch Wachstumsfaktoren dar (Mitra 2009). Zum erleichterten Nachvollziehen der einzelnen molekularen Mechanismen bei der Signaltransduktion dient ◘ Abb. 4.4.

4.6 Cyclooxygenase-Pathway

Cyclooxygenasen katalysieren die Entstehung von Prostagladinen aus Arachidonsäure. Prostagladine (abgeleitet vom englischen Begriff »prostate gland« = Prostata) wurden erstmals in Jahr 1935 durch die Physiologen Euler und Goldblatt im menschlichen Sperma isoliert (Euler 1935; Goldblatt 1935). Ihre physiologische Funktion besteht unter anderem darin, als Mediatoren für Entzündungs-, Blutgerinnungs-, und Schmerzprozesse zu dienen. Zudem konnte in letzter Zeit auch ein Zusammenhang von Prostaglandinen und einer Tumorprogression beim Harnblasenkarzinom aufgezeigt werden. Es existieren zwei Isoformen der Cycloxygenase, COX-1 und COX-2. COX-1 ist auf dem Chromosom 9q32-q33.3 lokalisiert und wird konstitutiv in vielen Geweben exprimiert. Sie erfüllt eine Vielzahl unterschiedlicher physiologischer Prozesse (u.a. Regulation der Magensäureproduktion, Produktion von Thromboxanen zur Plättchenaggregation und Steigerung der glomerulären Filtrationsrate der Nieren). Dagegen kommt es zu einer Überexpression von COX-2, deren Gen auf dem Chromosomenabschnitt 1q25.2-q25.3 liegt, erst nach Zytokin- oder Mitogeneinfluss auf die Zelle. Eine Blockade der Cyclooxygenase durch nicht-steroidale Antiphlogistika (z.B. Acetylsalicylsäure) kann über eine vermehrte Bereitstellung von Arachidonsäure zu einer Aktivierung des Lipoxygenaseweges und damit über eine vermehrte Bildung von Leukotrienen zur Auslösung eines Asthmaanfalls führen (Simmons 2004). Der Einfluss der COX-2-Expression auf das Tumorwachstum konnte sowohl beim superfiziellen als auch invasiven und lymphknotenmetastasierten Harnblasenkarzinom in zahlreichen Untersuchungen bestätigt werden (Margulis 2007; Aziz 2010; Shimada 2011; Youssef 2011).

4.7   Epigenetik

Epigenetik bezeichnet den Vorgang einer Modifikation der DNA ohne Veränderung der Nukleobasenabfolge und ist somit nicht als genetische Mutation zu betrachten. Epigenetische Veränderungen der DNA werden durch Übertragung einer Methylgruppe auf Cytosin durch die DNA-Methyltransferase erzeugt. Ihre biologische Funktion liegt hauptsächlich darin, aktive von inaktiven DNA-Abschnitten zu differenzieren. Diese Methylierung erfolgt vorzugsweise an sog. CpG-Inseln, die aus 0,5–2kb großen DNA-Abschnitten mit hohem Anteil (meist > 60 %) an den Basenpaaren Cytosin und Guanosin bestehen. 5-Methylcytosin kann im Rahmen einer spontan ablaufenden Reaktion zu Thymidin durch Desaminasen transitioniert werden und damit zur Bildung von Proteinen ohne biologische Funktion führen (Cooper 1988).

Eine aberrante Hypermethylierung der Promoterregion von Tumorsuppressorgenen beim Harnblasenkarzinom (z.B. p53, p16, DAPK, RASSF1a) kann über ein transkriptionales »silencing« zu einer verminderten Genexpression führen. Da diese Veränderungen potenziell reversibel sind, hat die Bedeutung der DNA-Methylierung zur Regulation von Tumorsuppressorgenen in Urothelkarzinomzellen in den vergangenen Jahren durch die Möglichkeit des Einsatzes demethylierender Substanzen ein besonderes Interesse erfahren (Cote 2005).

4.8   Invasionsfaktoren

Neben den bereits beschriebenen Proteinen der MMP-Familie, die eine proteolytische Funktion auf die extrazelluläre Matrix besitzen, haben für die Ablösung einer Tumorzelle aus dem Zellverband und Invasion in Nachbargewebe weitere Proteine eine zentrale Bedeutung.

Cadherine sind Mediatoren der interzellulären Epitheladhäsion, die eine wichtige Rolle bei der Invasion von Harnblasenkarzinomzellen einnehmen. Die cytoplasmatische Domaine des E-Cadherins ist mit dem Actin-Zytoskelett über ß-Catenin verbunden. Ein Verlust der Immunreaktivität beider Proteine konnte bei Harnblasenkarzinompatienten mit einem verringerten progressionsfreien Überleben und Gesamtüberleben in Verbindung gebracht werden (Wallerand 2010).

Integrine sind transmembranäre Proteine, die zur Adhäsion von Zellen an die Extrazellularmatrix notwendig sind. α6β4-Integrine weisen eine hohe Affinität zu Kollagen VII auf und sind bei muskelinvasiven Harnblasenkarzinomen in verringerter Menge vorhanden. Ferner konnte gezeigt werden, dass Patienten mit invasiven Blasenkarzinomen und erhaltener α6β4-Immunreaktivität eine bessere Prognose aufweisen als Patienten mit fehlender Expression oder starker Überexpression (Grossman 2000). Zum verbesserten Nachvollziehen der einzelnen molekularen Mechanismen bei der Tumorinvasion dient ◘ Abb. 4.3.

Molekulare Marker für die Karzinomsuszeptibilität

DOI 10.1007/978-3-662-49233-8_5, © Springer-Verlag Berlin Heidelberg 2016

G. Gakis, A. Stenzl, *Molekulare Marker beim high-grade Harnblasenkarzinom*,

Risikofaktoren für die Entwicklung eines Harnblasenkarzinoms wurden in zahlreichen Studien ausführlich untersucht. Hierbei haben sich als Hauptrisikofaktoren der Einfluss exogener Noxen, wie Aktiv- und Passivrauchen (Zeegers 2002; Bjerregaard 2006; Alberg 2007), und eine berufliche Exposition gegenüber aromatischen Aminen und Azofarbstoffen herausgestellt (Pira 2010). Obwohl aromatische Amine und Azofarbstoffe inzwischen seit Jahrzehnten weitgehend aus den Arbeitsprozessen der chemischen Industrie sowie der Gummi-, Textil- und Lederverarbeitung entfernt oder Schutzmaßnahmen für deren Umgang eingeführt wurden, treten wegen der langen Latenzzeiten auch heute noch berufsbedingte Harnblasenkarzinome auf (Guha 2010; Pira 2010).

In der Krebstherapie eingesetzte Zytostatika, wie Cyclophosphamid, können chronisch-entzündliche Schädigungen der Blasenschleimhaut verursachen und sind ebenso mit einem erhöhten Karzinomrisiko verbunden (Pedersen-Bjergaard 1988). Patienten mit neurogener Harnblasenentleerungsstörung (Kalisvaart 2010), Blasensteinen (Hess 2003) oder Langzeitversorgung mittels Dauerkatheter (West 1999) weisen ein statistisch erhöhtes Risiko für die Entwicklung von Plattenepithelkarzinomen der Harnblase auf, die sich meist auch durch eine hohe Tumoraggressivität kennzeichnen (Dahm 2003). Verwandte ersten Grades eines Patienten mit Harnblasenkarzinomerkrankung haben im Vergleich zu familiär nicht vorbelasteten Personen ein um bis zu 50–100% erhöhtes relatives Risiko für die Entwicklung eines Harnblasenkarzinoms (Pelucchi 2006). Aktuelle Fallkontrollstudien legen nahe, dass die Einnahme von oralen Antidiabetika bei Patienten mit einem Langzeit-Diabetes mellitus das relative Risiko für die Entwicklung eines Harnblasenkarzinoms um das 3,3-fache erhöht (Mackenzie 2011). Ein durch Lebensstilfaktoren oder Lebensmittel, wie rotes Fleisch, Fisch, Kaffeekonsum, Eisensubstitutionspräparate, Haarfärbemittel und Süßstoff, erhöhtes Risiko konnte dagegen in aktuellen prospektiven Langzeitstudien nicht mit einer statistischen Signifikanz belegt werden (Holick 2006; Pelucchi 2006; Ferrucci 2010; Jakszyn 2011). Zahlreiche Studien haben bei Frauen den Einfluss des Postmenopausenstatus und einer exogenen Hormonzufuhr auf die Entwicklung eines Harnblasenkarzinoms untersucht. Prospektive Analysen haben hierzu ergeben, dass die postmenopausale Einnahme von Östrogenen nicht mit einem erhöhten Risiko für die Entwicklung einer Harnblasenkarzinoms einhergeht (Cantwell 2006; McGrath 2006). Ebenso zeigte sich kein Zusammenhang zwischen einem erhöhten Karzinomrisiko einerseits und Parität, Alter bei Menarche und Alter bei der ersten Geburt andererseits (McGrath 2006). Jedoch wiesen Frauen in der Postmenopause ein signifikant höheres Risiko für die Entwicklung eines Blasenkarzinoms als prämenopausale Frauen auf (McGrath 2006). Insbesondere war dieses Risiko für Frauen am ausgeprägtesten, welche vor dem 45. Lebensjahr in die Menopause eintraten, wobei ein wesentlicher Faktor für das Eintrittsalter in die Menopause ein vorbestehender Nikotinabusus war (McGrath 2006). Weitere Faktoren, wie der Body-Mass-Index, die Körpergröße und die körperliche Aktivität konnten in prospektiven Studien nicht als Risikofaktoren bestätigt werden (Holick 2007). Ein protektiver Effekt von Gemüse, Früchten oder Vitaminsubstitutionen (Vitamine A, C und E) auf die Blasenkarzinominzidenz konnte in einer großen US-amerikanischen Studie (Nurses Heath Study) an mehr als 88 000 Frauen mit einem Nachbeobachtungszeitraum von 20 Jahren ebenfalls nicht bestätigt werden (Holick 2005). Ebenso zeigte sich bei Männern mit positiver Raucheranamnese im Rahmen einer prospektiven Untersuchung an mehr als 27 000 Männern mit einem medianen Nachbeobachtungszeitraum von 11 Jahren, dass der Konsum von Früchten, Gemüse und eine Vitaminsupplementierung (Vitamine A, C, E und Karotinoide) keinen Einfluss auf die Karzinominzidenz hatten (Michaud 2002). Dagegen ergab eine prospektive Auswertung des US-amerikanischen Heath Professionals Follow-Up Programmes an mehr als 47 900 Personen, dass die Einnahme von sog. Kreuzblütlergemüse (Brassicaceae, z.B. Broccoli), im Gegensatz zu anderen Gemüsearten, nach statistischer Anpassung an den Raucherstatus einen protektiven Effekt auf die Entwicklung eines Harnblasenkarzinoms besaß (Michaud 1999). Isothiocyanate, die in hoher Konzentration im Kreuzblütlergemüse vorkommen, haben einen Einfluss auf die Cytochrom-P450-Bioaktivität und können über eine Induktion von Phase-II-Detoxifikationsprozessen in der Leber apoptoseinduzierend wirken (Zhao 2007). Eine unizentrische Analyse aus dem Jahr 2008 konnte diese Ergebnisse an 275 Blasenkarzinompatienten im Vergleich zu einer Kontrollgruppe aus 925 Patienten bestätigen, wobei der Rohkonsum von Kreuzblütlergemüse insbesondere bei Karzinompatienten mit positiver Raucheranamnese oder höheren Lebensalters einen präventiver Effekt besaß (Zhao 2007; Tang 2008). Zudem zeigte dieselbe Arbeitsgruppe in einer aktuellen Auswertung von 239 Blasenkarzinompatienten, von denen 108 Patienten ein lokal-fortgeschrittenes oder fernmetastasiertes Stadium aufwiesen (medianer Nachbeobachtungszeitraum: 77 Monate), dass die Einnahme von Broccoli in roher Form (nach statistischer Anpassung an die Faktoren Alter, Tumorstadium, Raucherstatus, radiotherapeutische Vorbehandlung und Fleischkonsum) das karzinomspezifische Überleben und Gesamtüberleben signifikant erhöhte (Tang 2010).

Molekulare Marker bieten in diesem Zusammenhang die Möglichkeit, Personengruppen näher zu definieren, die von einer Änderung ihrer Ernährungs- oder Lebensstilfaktoren zur Senkung des Blasenkarzinomrisikos profitieren. Eine Analyse von 884 Patienten mit Blasenkarzinom und 878 Kontrollpersonen zeigte in diesem Zusammenhang, dass der protektive Effekt von Kreuzblütlergemüse gerade bei Personen mit Genotypveränderungen der Enzyme Glutathion-S-Transferase-1 (GTSM-1) und N-Acetyl-Transferase-2 (NAT-2) am höchsten war (Lin 2009). Das erhöhte Risiko für die Entwicklung eines höhergradigen Blasenkarzinoms bzw. höheren Tumorstadiums bei vorliegender Mutation des GTSM-1-Gens bzw. NAT-2-Gens konnte nicht nur auf der Basis einer Metaanalyse von Patienten kaukasischen Ursprungs (Garcia-Closas 2005), sondern auch asiatischen Ursprungs bestätigt werden (Song 2009). Hierbei war das Karzinomrisiko bei NAT-2-Langsamacetylierern insbesondere unter Rauchern deutlich erhöht (Garcia-Closas 2005; Morre 2011).

Weitere Risikofaktoren für die Entwicklung eines Blasenkarzinoms stellen Polymorphismen des DNA-Reparaturenzymsystems dar. Diese Reparaturenzyme haben einen DNA-protektiven Effekt, welcher darin besteht, Veränderungen in der Nukleobasenabfolge nach Karzinogeneinfluss zu erkennen und zu reparieren, bevor sie zu einer fehlerhaften Transkription von Erbinformationen führen. Eine Fallkontrollstudie an 1 150 Blasenkarzinompatienten und 1 149 Kontrollen untersuchte die Expressionen von DNA-Reparaturenzymen mittels 22 Einzelnukleotid-Polymorphismen und konnte zeigen, dass folgende vier DNA-Polymorphismen signifikant häufiger bei Karzinompatienten vorlagen: RAD23B IVS5-15A>G, ERCC1 IVS5+33A>C, ERCC2 R156R und ERCC5 M254V (Garcia-Closas 2006). Im Rahmen einer weiteren, prospektiv angelegten Kohortenstudie an Nichtrauchern (1 094 Kontrollpersonen und 131 Karzinompatienten), bei denen insgesamt 22 Polymorphismen von 16 bekannten DNA-Repairgenen untersucht wurden, wiesen Probanden mit dem Haplotyp XPD/ERCC1-GAT ein um ca. 38% höheres relatives Risiko (OR: 1.38; 95%-CI: 1.06–1.79) für eine Blasenkarzinomentwicklung auf (Matullo 2006). Im Rahmen einer weiteren Fallkontrollstudie an 317 Blasenkarzinompatienten und 317 gesunden Probanden konnten weitere DNA-Polymorphismen für eine erhöhte Blasenkarzinomsuszeptibilität identifiziert werden. Polymorphismen, die sowohl bei Rauchern als auch Nichtrauchern mit einem erhöhten Karzinomrisiko einhergingen, waren die haplotypen Variaten der DNA-Repairenzyme PCNA-6084C>G, XRCC1-26651-G>A und XRCC3-18067T>C. Eine verringerte Blasenkarzinominzidenz konnte bei Rauchern für den Nachweis der haplotypen Varianten der DNA-Repairenzyme XRCC3-17893G>A und XRCC3-TAT gefunden werden, wohingegen bei Nichtrauchern ein signifikanter protektiver Effekt bei Vorliegen eines XPD-ERCC1-ACC-Haplotypen beschrieben wurde (Matullo 2005). Polymorphismen der DNA-Repairenzyme wurden auch bei Patienten mit invasivem Harnblasenkarzinom untersucht. Eine aktuelle Analyse an 110 Patienten mit muskelinvasiven Tumorstadium ergab, dass der Genotyp Cy326Cys des Enzyms hOGC-1 (humane 8-Oxoguanin-DNA Glycosylase-1) im Vergleich zu den Polymorphismen Cys326Ser und Ser325Ser mit einem verbesserten Überleben nach radikaler Zystektomie korrelierte (Kim 2010).

Molekulare Marker für den Rezidivnachweis

G. Gakis, A. Stenzl, *Molekulare Marker beim high-grade Harnblasenkarzinom*,
DOI 10.1007/978-3-662-49233-8_6, © Springer-Verlag Berlin Heidelberg 2016

Für die Beurteilung des Ansprechens einer Rezidivtherapie sind zunächst genaue Definitionen eines vollständigen oder teilweisen Therapieansprechens, eines stabilen Zustandes und eines Krankheitsprogresses festzulegen. Neben der histologischen Verifikation eines Rezidives, die insbesondere bei bildmorphologisch unklaren, bioptisch leicht zugänglichen Befunden vor Einleitung einer Chemo- oder Radiotherapie in Erwägung gezogen werden kann, ist das lokale Tumorrezidiv nach den RECIST (Response Evaluation Criteria in Solid Tumors) 1.1-Kriterien als eine CT-morphologisch fassbare, mindestens 10 mm messende Tumormanifestation im ehemaligen Operationsgebiet definiert bei einer maximalen CT-Schichtdicke von 5 mm. Dagegen wird ein Lymphknoten ab einer Größe von 15 mm bei einer ebenfalls maximalen CT-Schichtdicke von 5 mm als pathologisch (metastastisch) vergrößert angesehen. Als systemisches Rezidiv wird eine distant zum Operationsgebiet aufgetretene Metastasierung definiert (Eisenhauer 2009). Bei Vorhandensein mehrerer Läsionen sollten als repräsentative Läsionen, auch Zielläsionen (»target lesions«) genannt, vor Einleitung einer Therapie maximal 5 Läsionen definiert werden, von denen nicht mehr als 2 Läsionen pro betroffenem Organ berücksichtigt werden sollten. Außerdem sollte bei der Erstmanifestation nur der kurze Durchmesser eines vergrößerten Lymphknotens gemessen und später in den Nachsorgeuntersuchungen als Referenzgröße herangezogen werden. Messungen von Tumormanifestationen im PET-CT, konventionellen Röntgenaufnahme und Knochenszintigramm sowie osteoblastäre Tumormanifestationen werden als nicht-messbare Läsionen eingestuft. Bei computer- oder kernspintomographisch nachweisbarer Weichgewebskomponente mit osteolytischen und gemischt osteoblastär-osteolytischen Metastasenformationen kann die Weichgewebskomponente auch als messbare Läsion herangezogen werden (Eisenhauer 2009).

Als vollständiges Tumoransprechen (»complete response«, CR) wird eine vollständige Regression aller Zielläsionen definiert. Zudem dürfen keine pathologisch vergrößerten Lymphknoten (< 10 mm im kurzen Durchmesser) vorliegen. Dies ist unabhängig davon, ob sie als Ziel- oder als Nicht-Zielläsion bei der Baseline-Untersuchung eingestuft wurden. Als partielles Ansprechen (»partial response«, PR) wird eine mindestens 30%ige Regredienz der Summendurchmesser einer Zielläsion im Vergleich zur Basisuntersuchung angesehen. Dagegen wird ein Tumorprogress als eine relative Zunahme der Summendurchmesser einer Zielläsion um mindestens 20% mit einer absoluten Zunahme des Summendurchmessers um mindestens 5 mm definiert. Jedes Neuauftreten einer oder mehrerer Läsionen wird ebenso als Tumorprogress definiert. Als stabiler Zustand wird somit eine Tumorgrößenentwicklung definiert, die weder den Definitionskriterien eines partiellen Ansprechens noch eines Tumorprogresses entspricht (Eisenhauer 2009).

Aktuelle Studien zum Ovarialkarzinom belegen, dass eine Kombination der aktuellen RECIST 1.1-Kriterien mit der CA-125-Serumkonzentration verbesserte Aussagen zum Therapieansprechen nach Chemotherapie liefert (Rustin 2011). Einzelne Studien konnten sogar zeigen, dass beim metastasierten Ovarialkarzinom im Rahmen einer Erstlinientherapie mit platinbasierter Multichemotherapie lediglich die Änderung der CA-125-Serumkonzentration im Gegensatz zu den RECIST 1.1-Kriterien signifikante Aussagen zum Therapieansprechen und zur Prognose machen konnte (Gronlund 2004). Allerdings ist die Definition eines Therapieansprechens oder einer Progression anhand der Änderung der CA-125-Serumkonzentration in verschiedenen Studien unterschiedlich definiert worden. Ein Abfall des CA-125-Spiegels um mehr als 50% bzw. eine Verdoppelung desselben wurde in einzelnen Studien mit einem Therapieansprechen bzw. einer Progression verbunden (Rustin 2001), wohingegen andere Studien eine Änderung um mindestens 75% als Therapieansprechen definierten (Rustin 2003). Potenzielle Serumparameter, die als Marker für ein Therapieansprechen oder eine weitere Verbesserung der Genauigkeit des Therapieansprechens auf der Basis der RECIST 1.1-Kriterien beim Harnblasenkarzinom Verwendung finden könnten, stellen die CA19-9- und CEA-Serumkonzentrationen dar. Eine retrospektive Studie berichtete, dass Patienten mit muskelinvasivem Harnblasenkarzinom signifikant höhere CEA- und CA19-9-Serumkonzentrationen als Patienten mit nicht-muskelinvasivem Harnblasenkarzinom aufweisen, wobei die Serumkonzentrationen im metastasierten Stadium am höchsten waren. Jedoch sollte bei Vorliegen einer erhöhten Konzentrationen beider Marker vor ihrer Verwendung im Rahmen prospektiver Studien eine gastrointestinale Tumorerkrankung ausgeschlossen werden (Hegele 2010).

Ein weiterer vielversprechender Serummarker stellt die Konzentration des C-reaktiven Proteins (CRP) als Maß für die Aktivierung des Immunsystems im Rahmen der Tumorzellelimination dar. Interaktionen zwischen dem Immunsystem und dem Tumor wurden für zahlreiche Tumorentitäten berichtet (Balkwil 2001; Mantovani 2008). Das Immunsystem kann durch die Freisetzung von Chemokinen, wie Interleukin-6, einen Einfluss auf die Tumorprogression nehmen (Trikha 2003). Die Freisetzung von Interleukin-6 induziert in der Leber die Synthese des C-reaktiven Proteins mit dem Ziel einer verbesserten Tumorzelldetektion und Elimination (Trikha 2003). Daher stellt sich in diesem Zusammenhang die Frage, ob eine erhöhte Serum-CRP-Konzentration mit einer höheren Progressionswahrscheinlichkeit von Malignomerkrankungen assoziiert sein kann. In der Tat gibt es bei verschiedenen Tumorentitäten, wie beim Pankreas-, Kolon-, Lungen- und Ovarialkarzinom, Hinweise dafür, dass eine prätherapeutisch erhöhte CRP-Konzentration mit einen fortgeschritteneren Tumorstadium und einer schlechteren Prognose korreliert (McMillan 2003; Canna 2005; Jamieson 2005; Helzlsouer 2006). In einer aktuellen Arbeit zum invasiven Harnblasenkarzinom zeigte sich, dass eine erhöhte CRP-Konzentration mit einem lokal fortgeschritteneren Tumorstadium, einer höheren Lymphknotendichte (Anzahl tumorbefallener Lymphknoten im Verhältnis zur Gesamtzahl entfernter Lymphknoten), einer höheren Rate positiver Resektionsränder, einem höheren Patientenalter und einem größeren Tumordurchmesser korrelierte. Ferner stellte in der multivariaten Analyse die präoperativ gemessene Serum-CRP-Konzentration, gemessen als kontinuierliche Größe, einen unabhängigen Risikofaktor für ein verringertes krebsspezifisches Überleben dar. Zusätzlich konnte ein neues, den präoperativen Serum-CRP-Wert einschließendes prognostisches Modell, der TNR-C-Score (benannt nach den Initialbuchstaben der eingeschlossenen unabhängigen Risikofaktoren), die prognostische Genauigkeit etablierter pathologischer Risikofaktoren für ein Rezidiv signifikant erhöhen (Gakis 2011).

Insgesamt lässt sich festhalten, dass Änderungen der Serumkonzentration dieser Surrogatmarker zukünftig auch im Rahmen klinischer Studien neben den bisherigen RECIST-Kriterien für ein Therapieansprechen im Verlauf einer neoadjuvanten, adjuvanten oder palliativen Therapiemaßnahme genutzt werden könnten.

Stadienspezifische Analysen von Markerexpressionen

G. Gakis, A. Stenzl, *Molekulare Marker beim high-grade Harnblasenkarzinom*,
DOI 10.1007/978-3-662-49233-8_7, © Springer-Verlag Berlin Heidelberg 2016

7.1   Molekulare Marker beim Ta-T1-Harnblasenkarzinom

Das Rezidiv-und Progressionsrisiko von Blasentumoren im Ta-T1-Stadium hängt vorwiegend vom Tumorgrading ab. Die WHO-Klassifikation von 1973 unterteilte das Tumorgrading nach rein histologischen Kriterien in drei Grade: G1 (gut differenziert), G2 (mäßig differenziert) und G3 (schlecht differenziert). Genetische Untersuchungen zeigen jedoch, dass sich stabile von instabilen Tumoren mit unterschiedlichem Rezidiv- und Progressionsrisiko unterscheiden lassen, so dass in der aktuell gültigen WHO-Klassifikation aus dem Jahr 2004 eine Vereinfachung des Gradings in low-grade und high-grade Tumoren erfolgt. Zur Abschätzung von Rezidiv-und Progressionsrisiko bei TaT1-Tumoren dienen die Risikotabellen der European Organization for Research and Treatment of Cancer Trials (EORTC) (Sylvester 2006), die bereits an mehreren unabhängigen externen Kohorten validiert worden sind (Ather 2009; Seo 2010; Hernandez 2011). Diese ermitteln auf der Grundlage klinischer und pathologischer Risikofaktoren einen Punktewert (Score), über welchen Risikogruppen definiert werden können (low-risk, intermediate-risk und high-risk), über welche sich wiederum das 1- bzw. 5-Jahres-rezidiv- und progressionsfreie-Überleben für jeden Patienten bestimmen lässt. Die eingeschlossenen Risikofaktoren sind die Tumorgröße, die Tumoranzahl, der Tumordurchmesser, die jährliche Rezidivrate, der Invasionsgrad (Ta vs. T1), ein begleitendes Carcinoma in-situ und die WHO-Graduierung (nach der Einteilung aus dem Jahr 1973).

Molekulare Marker könnten in dieser Hinsicht zu einer Verbesserung dieser Risikostratifizierung beitragen. Bedeutsame Marker für die Einstufung in low- und high-grade Tumoren stellen die Bestimmung der Färbeindices von p53 und Ki-67 dar, wobei ein p53-Färbeindex > 30% in Blasenbiopsaten vor allem mit dem Vorliegen von high-grade Tumoren korreliert. Dagegen korreliert ein Ki-67-Färbeindex > 10% sowohl mit dem Vorhandensein von low-grade papillären Tumoren als auch mit high-grade intraurothelialen Neoplasien (Cina 2001) und ist damit für die Einstufung in low- und high-grade Tumoren von untergeordneter Bedeutung. Aus diesen Daten kann somit abgeleitet werden, dass aufgrund eines Mangels spezifischer Marker eine exakte Bestimmung der Tumorgraduierung häufig erschwert ist. Diese Schlussfolgerung unterstützt auch eine aktuelle prospektive Auswertung an 89 Patienten mit erstdiagnostiziertem T1-Blasenkarzinom. Nach einem medianen Follow-up von 52 Monaten zeigte sich, bezogen auf den p53-Expressionsstatus, kein signifikanter Unterschied im krebsspezifischen Überleben der Patienten (Dalbagni 2007). Die Addition weiterer Marker, wie den Basalzellstatus, gemessen anhand der immunhistochemischen Expression von Antizytokeratin 34betaE12, kann insbesondere bei bestimmten Subgruppen von TaG1-Tumoren differenziertere Aussagen zum Rezidivrisiko ermöglichen (Helpap 2000).

Eine Befragung des European Network on Uropathology von 335 pathologischen Instituten in 15 europäischen Ländern ergab, dass lediglich ein Viertel aller befragten Institute regelmäßig eine Erhebung des Markerstatus an transurethralen Resektaten, wie Ki-67- und p53-Status, vornehmen und ca. 50% der Institute die aktuelle WHO-Graduierung von 2004 (low-grade vs. high-grade) routinemäßig mitbestimmen. Diese Ergebnisse sind am ehesten dadurch zu erklären, dass derzeit noch ein Mangel an Standardisierung und Evidenz für die Verwendung von molekularen Markern bei der Graduierung von Blasenkarzinomen besteht. Dennoch belegen Daten die prognostische Bedeutung des WHO-Gradings zur verbesserten Abschätzung des Progressionsrisikos insbesondere bei Ta-T1-Hochrisikopatienten (Pan 2010). Eine weitere Möglichkeit zur Verbesserung der individuellen Aussagen zum Progressionsrisiko ist der Einschluss des neuen WHO-Gradings in klinische Nomogramme. Eine weitere Studie entwickelte ein entsprechendes, intern validiertes Nomogramm und ermittelte hohe Konkordanzindices von 0.79 bzw. 0.87 für die korrekte Voraussage des rezidivfreien bzw. krebsspezifischen Überlebens (Pan 2010). Der Zweck des neuen WHO-Gradings ist es, eine verbesserte Abgrenzung von Patienten mit low-risk gegenüber high-risk Konstellation zu erzielen. In einer Vergleichsstudie zeigte sich jedoch, dass ca. 18% aller als low-grade erstdiagnostizierten Ta-Tumoren eine klinische Progression im Grading und ca. 7% im Staging im Verlauf aufwiesen (Miyamoto 2010). Diese Daten sind hinweisend darauf, dass verbesserte Markerexpressionsprofile für eine exaktere individuellere Einstufung bezüglich des Progressionsrisikos von Patienten mit Ta-T1-Tumoren notwendig sind.

Ein weiterer vielversprechender Marker stellt die Cyclin-D3-Expression dar. Es konnte gezeigt werden, dass eine Cyclin-D3-Überexpression einen unabhängigen Risikofaktor für einen höheren Tumordurchmesser und für ein verringertes progressionsfreies Überleben darstellt (Lopez-Beltran 2006). Diese Ergebnisse konnte an 51 Patienten mit T1G3-Blasenkarzinom bestätigt werden, bei welchen neben einer erhöhten Cyclin-D3-Expression auch eine Cyclin-D1-Überexpression sowie eine Herunterregulation des p27Kip1-Gens mit einem höheren Progressionsrisiko einherging (Lope-Beltran 2004). Ferner zeigte sich in einer retrospektiven Auswertung an Patienten mit Carcinoma in-situ der Harnblase, dass der Nachweis einer Cyclin-D3-Genamplifikation mit einer verminderten Ansprechrate einer BCG-Therapie und mit einem verringerten rezidivfreien und krebsspezifischen Überleben assoziiert war. Hierüber könnten sich zukünftig Risikopatienten für eine fehlendes Therapieansprechen einer BCG-Therapie identifizieren lassen (Lopez-Beltran 2010).

Die Indikation zur Durchführung einer radikalen Zystektomie gegenüber einer organerhaltenden Therapie bei Patienten mit T1G3-Harnblasenkarzinom stellt eine der größten klinischen Herausforderungen dar (Stein 2008). Eine Mutation des FGFR3-Rezeptors wurden in retrospektiven und prospektiven Serien als Risikofaktor für die Entwicklung und Rezidiv von low-grade Tumoren gefunden (Zieger 2005; Hernandez 2006), wohingegen eine Mutation des p53-Tumorsuppressorgens einen Risikofaktor für high-grade Tumoren darstellt (van Rhijn 2004). In einer prospektiven Studie untersuchten Hernandez et al. (2005) die Mutationen von FGFR-3 (Exons 7, 10, 15) und TP53 (Exons 4–9) bei 119 Patienten mit T1G3-Harnblasenkarzinom als mögliche molekulare Risikomarker für ein verringertes krebsspezifisches Überleben (Hernandez et al. 2005). Die kombinierten Genotypen (FGFR-3/TP53) der jeweiligen Wildtyp- und Mutantenallele waren in den Tumorpräparaten unabhängig voneinander verteilt (wt/wt = 34,5%; wt/mut = 48,7%; mut/wt = 7,6%; mut/mut = 9,2%; p = 0,76). Der Genotyp mut/mut war mit dem höchsten Risiko für ein verringertes krebsspezifisches Überleben assoziiert (HR: 1.62; 0.27–9.59), wobei interessanterweise das Vorhandensein eines mutierten FGFR-3-Gens bei vorhandenem Wildtyp-TP53-Gen mit einem höheren Risiko für ein krebsspezifisches Versterben (mut/wt 1.42; 0.15–13.75) im Vergleich zur Variante wt/mut (HR: 0.67; 0.19–2.31) korrelierte. Die Autoren schlussfolgerten aus ihren Daten, dass T1G3-Harnblasenkarzinome sich möglicherweise aus zwei unterschiedlichen molekularen Wegen heraus entwickeln. Das Vorhandensein eines intakten Wildtyp-FGFR-3-Genes scheint somit eine besondere Bedeutung für ein verlängertes krebsspezifisches Überleben im T1G3-Stadium zu haben. Allerdings ist bei Betrachtung der weiten Konfidenzintervalle Vorsicht bei der Interpretation der Ergebnisse geboten. Weiterhin konnte im Gegensatz zu diesen Daten eine p53-Überexpression an einer kleineren retrospektiven Studie von 29 Patienten mit T1G3-Harnblasenkarzinom nicht mit einem höheren Progressionsrisiko assoziiert werden (Peyromaure 2002).

Ein weiterer wichtiger Marker für das T1-Stadium stellt das Enzym Carboanhydrase-9 dar, dessen Aktivität bei hypoxischen Zellzuständen erhöht ist. In einer aktuellen Studie zeigte sich an 97 Patienten mit T1-Blasenkarzinom, dass eine erhöhte Expression von Carboanhydrase-9 mit einem 6,5-fach höheren relativen Risiko für eine Progression in ein muskelinvasives Stadium korrelierte (p = 0.006) (Klatte 2009). Der Stellenwert der Zellzyklusproteine p53, p21, p27, pRB und Ki-67 bei der Progression von T1-Harnblasenkarzinomen wurde ausführlich von Shariat et al. (2009) untersucht. Es zeigte sich, dass eine veränderte Expression von p53, p27 und Ki-67 die einzigen unabhängigen Prädiktoren für ein verringertes rezidivfreies und krebsspezifisches Überleben waren (Shariat et al. 2009).

Zusammenfassend lässt sich somit festhalten, dass insbesondere FGFR-3, p53, p27, Ki-67, Carboanhydrase-9 und CyclinD3 wertvolle Marker zur Verbesserung der Risikostratifizierung im Ta-T1-Stadium darstellen. ◻ Tab. 3.1 enthält eine Übersicht über die wichtigsten Marker zur Progression und zum Überleben beim nicht-muskelinvasiven Harnblasenkarzinom.

7.2   Die fluoreszenzbasierte Diagnostik mittels Hexamino-lävulinsäure beim Ta-T1 high-grade Urothelkarzinom

Das Ziel einer fluoreszenzbasierten Diagnostik von Harnblasenkarzinomen, auch photodynamische Diagnostik (PDD) genannt, ist es, tumorsuspekte Areale im Rahmen der Zystoskopie optisch hervorzuheben. Hierzu wird vor Durchführung der Fluoreszenzzystoskopie über einen transurethralen Einmalkatheter die Substanz Hexaminolävulinsäure in die Harnblase instilliert und anschließend nach einer Einwirkzeit von ca. einer Stunde die Untersuchung vorgenommen. Hexaminolävulinsäure ist die Esterform der endogenen Substanz Aminolävulinsäure. Sie wird nach intravesikaler Applikation vornehmlich in stoffwechselaktiven Urothelzellen in den Hämstoffwechsel aufgenommen und resultiert in einer intrazellulären Akkumulation des photoaktiven Stoffwechselproduktes Protoporphyrin IX. Nach Blaulichtexposition heben sich tumorsuspekte Areale durch eine verstärkte Emission von Rotlicht hervor.

Im Rahmen von randomisierten Studien konnte gezeigt werden, dass die Detektion von malignen Schleimhautveränderungen der Harnblase durch den Einsatz der fluoreszenzbasierten Diagnostik verbessert werden kann. Dies trifft im besonderen Maße für urotheliale Carcinomata in-situ zu. Zudem zeigte sich, dass die Anzahl von intravesikalen Frührezidiven signifikant unter Verwendung einer PDD gesenkt werden kann (Burger 2013). Eine aktuelle Arbeit zeigte zudem, dass die Durchführung einer hexaminolävulinsäure-basierten Resektion während des Erkrankungsverlaufs vor radikaler Zystektomie einen signifikanten Einfluss auf das Überleben der Patienten nach der Operation hatte (Gakis 2015). Im gynäko-onkologischen Bereich konnte ferner gezeigt werden, dass bei Patientinnen mit cervikaler intraepithelialer Neoplasie die topische Anwendung von Hexaminolävulinsäure in einer Reduktion der Viruslast von humanen Papillomaviren resultierte (Hillemanns 2015). Daher sollte es Ziel zukünftiger Studien sein, zu untersuchen, inwieweit sich therapeutische Effekte durch den Einsatz der Hexaminolävulinsäure als Phototherapeutikum auch beim Urothelkarzinom erzielen lassen und welche molekularen Marker als Prädiktoren für ein Therapieansprechen dienen könnten (◻ Tab. 7.1).

Tab. 7.1 Molekulare Marker für die Prognose im Ta-T1-Stadium (Legende: CSS = krebsspezifisches Überleben; FGFR = Fibroblasten-Wachstumsfaktor-Rezeptor; HG = high-grade; PCR = Polymerase-Kettenreaktion; PFS = progressionsfreies Überleben; RFS = rezidivfreies Überleben)

Biomarker	Detektions-level	Detektions-methode	Untersuchungskollektiv	Unabhängige Validierung	Outcome Parameter	Biomarker-Status mit günstigen Outcome	Referenz
Cyclin D3	Protein	Immunhisto Western-Blotting	159 Patienten mit Ta-T1-Karzinomen	Nein	PFS	Niedrige Expression	Lopez et al. 2006
p53	Protein	Immunhisto	80 Patienten mit T1-Karzinomen	Nein	RFS, CSS	Niedrige Expression	Shariat et al. 2009
p27	Protein	Immunhisto	80 Patienten mit T1-Karzinomen	Nein	RFS, CSS	Hohe Expression	
Ki-67	Protein	Immunhisto	80 Patienten mit T1-Karzinomen	Nein	RFS, CSS	Niedrige Expression	
p53	Protein	Immunhisto	81 Patienten mit Ta-Karzinomen, davon 51 Patienten mit HG-Tumoren	Nein	Korrelation zw. p53 und HG	Niedrige Expression	Cina et al. 2001
p53	DNA	PCR	119 Patienten mit T1G3-Karzinomen	Nein	RFS, CSS	Niedrige Expression	Hernandez et al. 2005
FGFR-3	s.o.	s.o.	s.o.	Nein	RFS, CSS	Hohe Expression	
Carboan-hydrase-9	Protein	Immunhisto	143 Patienten mit Ta-T1-Karzinomen	Nein	RFS, T2-Progression	Niedrige Expression	Klatte et al. 2009

7.3 Molekulare Marker zur Klärung kontroverser Standpunkte der TNM-Klassifikation – pT2-Substratifizierung

Ein pT2-Harnblasenkarzinom liegt nach der TNM-Klassifikation von 2009 bei einer Karzinominfiltration bis in die Muscularis propria vor (Sobin 2009). Eine weiterführende Substratifizierung in diesem Stadium wird anhand der Tumortiefe vorgenommen. Eine Infiltrationstiefe bis in die innere Muscularishälfte wird als pT2a-Stadium, eine Infiltration darüber hinaus (äußere Muscularishälfte) als pT2b-Stadium definiert. Diese neue Stadieneinteilung, welche im Jahr 1997 durch das American Joint Committee on Cancer (AJCC) eingeführt und erstmals in der TNM-Klassifikation von 2002 umgesetzt wurde, geht auf Beobachtungen von Jewett im Jahr 1953 zurück, welcher an einer kleinen Kohorte von 18 Patienten mit pT2-Harnblasenkarzinom einen Unterschied im Überleben zwischen beiden Invasionstiefen fand (Jewett 1952).

Der prognostische Stellenwert dieser Substratifizierung wird jedoch in der heutigen Literatur für das lymphknotennegative Stadium kontrovers diskutiert, da ein prognostisch ungünstigerer Verlauf bei Patienten mit nodal negativem pT2b- vs. pT2a-Harnblasenkarzinom in einzelnen retrospektiven Analysen nicht bestätigt wurde (Yu 2006; Tokgoz 2007; Boudreaux 2009). Allerdings könnten die Ergebnisse der Überlebensanalysen in diesen Studien durch bestimmte Störgrößen verzerrt worden sein. Diese sind der Einschluss von Patienten, welche nicht urotheliale Harnblasenmalignome (z.B. Adeno- oder Plattenepithelkarzinome) oder Mischtumore hatten (Yu 2006), welche sich im Allgemeinen durch eine höhere Tumoraggressivität kennzeichnen und daher meist mit einer schlechteren Prognose im Vergleich zu reinen Urothelkarzinomen einhergehen (Dahm 2003). Ferner wurden in einzelnen Studien Patienten nach neoadjuvanter Chemotherapie eingeschlossen, welche möglicherweise durch ein chemotherapiebedingtes Tumor-Downstaging zum Zeitpunkt der Diagnosestellung ein extravesikales Stadium ($\geq$ pT3a) aufgewiesen haben könnten (Boudreaux 2009). Ein weiteres Problem stellt das unklare oder eingeschränkte Ausmaß der pelvinen Lymphadenektomie dar, wodurch in diesen Studien Patienten miteingeschlossen worden sein könnten, bei denen möglicherweise eine okkulte lokoregionäre Lymphknotenmetastasierung zum Zeitpunkt der Zystektomie vorlag, was zu einer Verzerrung der statistischen Ergebnissen geführt haben könnte (Tokgoz 2007; Boudreaux 2009). Diesbezüglich legen zahlreiche Studien nahe, dass eine ausgedehnte Lymphadenektomie durch eine mögliche Entfernung okkulter Lymphknotenmetastasen das Risiko für ein lokales Rezidiv im lymphonodal-negativen Stadium senken kann (Stein 2003; Steven 2007; May 2011).

Unter Ausschluss dieser potenziellen Störfaktoren konnte in einer weiteren Studie gezeigt werden, dass nach radikaler Zystektomie und extendierter pelviner Lymphadenektomie Patienten mit einem nodal-negativen pT2b-Urothelkarzinom der Harnblase ein höheres Risiko für das Vorhandensein von Lymphknotenmetastasen hatten als pT2a-Patienten. Ferner wiesen Patienten mit einem lymphknotennegativen pT2b-Stadium ein statistisch signifikant verbessertes rezidivfreies und krebsspezifisches Überleben im Vergleich zu Patienten mit einem lymphknotennegativen pT2a-Stadium auf. Zwischen beiden Gruppen zeigte sich kein signifikanter Unterschied in der Anzahl entfernter Lymphknoten. In der multivariaten Analyse war die pT2-Substratifizierung ein unabhängiger prognostischer Risikofaktor sowohl für das rezidivfreie als auch für das krankheitsspezifische Überleben. Diese Ergebnisse stützen daher die aktuelle AJCC-Substratifizierung im pT2-Stadium (Gakis 2011). Eine multizentrische, retrospektive Analyse an 565 Patienten mit pT2N0-Urothelkarzinom konnte die pT2-Substratifizierung als unabhängigen Risikofaktor für einen prognostischen Unterschied im rezidiv- und krebsspezifischen Überleben ebenso bestätigen (Tilki 2009) wie eine weitere retrospektiven Analyse an 1 737 Patienten mit pT2-Blasenkarzinom, von denen 54% der Patienten Plattenepithelkarzinome aufwiesen (Ghoneim 2008). Ferner konnte nach Addition des pT2-Substratifizierungsstatus in ein prädiktives Modell (neben weiteren klinischen und pathologischen Risikofaktoren, wie residueller Tumormanifestation (pT0) und lymphovaskulärer Invasion) dessen prognostische Aussagekraft signifikant erhöht werden (Sonpavde 2010).

Dennoch stellt sich in diesem Zusammenhang die Frage, inwieweit sich durch den Einsatz molekularer Marker Patienten mit einem höheren Risiko für eine Mikrometastasierung trotz lymphonodal negativem pT2-Stadium und extendierter Lymphadenektomie identifizieren lassen, die von einem neoadjuvanten oder adjuvanten Ansatz profitieren könnten. Diese Fragestellung scheint umso wichtiger, als in einer retrospektiven Studie an 212 Patienten mit präoperativem cT2-Stadium ein pathologisches Upstaging nach radikaler Zystektomie in etwa 73% der Patienten festgestellt wurde, wobei in dieser Studie die Durchführung einer adjuvanten Chemotherapie die krebsspezifische Mortalität statistisch signifikant senken konnte (HR: 0.45; p = 0.04) (Canter 2011). Ebenso war in Zystektomieserien ohne neoadjuvanten Ansatz ein pathologisches Downstaging ($\leq$ pT1) bei Patienten mit initialem pT2N0-Stadium ein unabhängiger Risikofaktor für ein verbessertes rezidivfreies und krebsspezifisches Überleben nach radikaler Zystektomie (Isbarn 2009).

Vielversprechende Ergebnisse zu den Chancen einer zielgerichteten Therapie bei Patienten mit cT2-Harnblasenkarzinom wurden im Rahmen einer Phase-II-Studie zum neoadjuvanten Stellenwert von Erlotinib, einem Inhibitor des Epidermal Growth Factor Receptors (EGFR) berichtet. Ein Downstaging, definiert als ein lokales Tumorstadium $\leq$ pT1, konnte in 60% der Patienten erzielt werden. Als eine der Hauptnebenwirkungen einer Erlotinib-Behandlung wurde über einen unspezifischen Hautausschlag berichtet, welcher interessanterweise bei allen Patienten mit nachgewiesenem Downstaging vorlag (Pruthi 2010). Der Stellenwert einer zielgerichteten Anti-Her2/neu antikörperbasierten Therapie bleibt jedoch derzeit unklar, da immunhistochemische Expressionsmessungen bei Patienten mit high-grade pT2-Harnblasenkarzinom in manchen Studien eine positive Expressionsrate von lediglich ca. 5% ergaben und somit nur eine geringe Anzahl an Patienten einer zielgerichteten Therapie mit Trastuzumab zugänglich wären (Latif 2004). Ein weiterer Marker zur Verbesserung der prognostischen Einteilung im pT2-Stadium könnte der p53-Expressionsstatus darstellen. Multizentrische, retrospektive Untersuchungen bei 324 Patienten mit pT1-T2N0-Urothelkarzinom ergaben, dass 91 Patienten (33,5%) eine p53-Überexpression aufwiesen und ein positiver Expressionsstatus ein unabhängiger Risikofaktor für ein verringertes Überleben war. Zudem war die Addition des p53-Expressionstatus zu einem prognostischen Model, bestehend aus verschiedenen klinischen und pathologischen Risikofaktoren, mit einer signifikanten Verbesserung der Aussagegenauigkeit des Modells für das rezidivfreie bzw. tumorspezifische Überleben um 5,7% bzw. 5,4% verbunden (Shariat 2009). In dieser Studie wurde jedoch eine Unterscheidung des T-Stadiums nur zwischen T1 und T2 und nicht weiter zwischen T2a und T2b vorgenommen.

Margulis et al. (2006) fanden bei ihren Untersuchungen an 91 zystektomierten Patienten mit lokal begrenztem Harnblasenkarzinom (< pT3N0) heraus, dass eine erhöhte Expression von Ki-67 mit einem geringeren rezidivfreien und krebsspezifischen Überleben assoziiert war, wobei eine Evaluierung der Ergebnisse an einer unabhängigen Kohorten nicht vorgenommen wurde (Margulis et al. 2006). Abschließend lässt sich somit festhalten, dass derzeit p53 und Ki-67 als mögliche Marker für eine Verbesserung der prognostischen Bedeutung der Substratifizierung im nodal-negativen pT2-Harnblasenkarzinom gelten.

7.4   Molekulare Marker zur Klärung kontroverser Standpunkte der TNM-Klassifikation – pT3-Substratifizierung

Ein pT3a-Stadium wird nach der aktuellen TNM-Klassifikation als mikroskopische Invasion von Tumorzellen in das perivesikale Fettgewebe eingestuft, wohingegen eine makroskopische Tumorinfiltration des perivesikalen Fettgewebes dagegen als pT3b-Stadium definiert wird (Sobin 2009). Die prognostische Bedeutung der pT3-Substratifizierung beim nodal-negativen und nodal-positiven Harnblasenkarzinom wird analog zum pT2-Stadium kontrovers diskutiert. Dieser Umstand liegt vorwiegend darin begründet, dass eine exakte Differenzierung zwischen einer mikroskopischen und einer makroskopischen Invasion im Rahmen der pathologischen Aufarbeitung der Zystektomiepräparate erschwert sein kann (Bastian 2008). Mehrere retrospektive Untersuchungen hatten in der Vergangenheit keinen signifikanten Unterschied im Überleben zwischen Patienten mit nodal-negativem pT3a- und pT3b-Harnblasenkarzinom berichtet (Quek 2003, 2004). Zudem fand eine aktuelle retrospektive Untersuchung an 75 Patienten mit nodal-negativem pT3-Harnblasenkarzinom keinen signifikanten Unterschied im Überleben zwischen beiden Stadien mit einem errechneten 5-Jahres-rezidivfreien-Überleben von 68% vs. 72% (p = 0.53) und einem 5-Jahres-krebsspezifischen-Überleben von 54% vs. 42% (p = 0.21) (Boudreaux 2009). Diese Studien empfahlen daher eine Zusammenlegung beiden Stadien im nodal-negativen und nodal-positiven pT3-Stadium im Rahmen zukünftiger Revisionen der AJCC-Klassifikation (Bastian 2008; Boudreaux 2009). Einer der Hauptkritikpunkte dieser Studien ist jedoch die relative kleine Anzahl an eingeschlossenen Patienten (Quek 2003, 2004; Bastian 2008). Eine internationale, multizentrische Analyse an 808 Patienten mit pT3N0-Blasenkarzinom, die mittels radikaler Zystektomie ohne neoadjuvante Chemotherapie behandelt wurden, ergab, dass sich nach einem medianen Nachbeobachtungszeitraum von 43 Monaten ein marginaler, jedoch statistisch signifikanter Unterschied im rezidivfreien (61% vs. 48%; p = 0.020) und krebsspezifischen Überleben (64.4% vs. 55%; p = 0.048) nachweisen ließ (Tilki 2010). Ferner ergab eine SEER-Analyse von 2 388 Patienten mit pT2b-T3b-Harnblasenkarzinom, die mittels Zystektomie von 1998–2006 in den USA behandelt wurden, dass Patienten mit nodal-positivem pT3b-Stadium ein signifikant geringeres Überleben aufwiesen als Patienten mit nodal-positivem pT3a-Stadium (Scosyrev 2010).

Weitere Daten, die eine Beibehaltung der pT3-Substratifizierung unterstützen, wurden im Rahmen einer multizentrischen Untersuchung von Sonpavde et al. (2011) erbracht, bei welcher ein gewichtetes prognostischen Modell auf der Basis von 578 Patienten mit pT3N0-Stadium erstellt wurde. Als unabhängiger Risikofaktor für ein verringertes rezidivfreies Überleben wurde neben dem Vorhandensein einer lymphovaskulären Invasion und einem positiven Resektionsrand die pT3-Substratifizierung ermittelt (Sonpavde et al. 2011). Das Vorhandensein einer makroskopischen perivesikalen Tumorinvasion erhöhte das relative Risiko für ein verringertes rezidivfreies Überleben um das 2,1-Fache (Sonpavde 2011). Insgesamt scheint sich somit dieser Unterschied im Überleben erst nach Berücksichtigung größerer Patientenkollektive herauszukristallisieren, so dass derzeit der abschließende Stellenwert der pT3-Substratifizierung hinsichtlich einer Empfehlung für eine adjuvante Therapiemaßnahme nicht mit letzter Sicherheit geklärt ist.

In diesem Zusammenhang könnte die Bestimmung molekularer Risikomarker im Zystektomiepräparat zu einer Verbesserung der Aussagekraft von prognostischen Modellen im nodal-negativen pT3-Stadium führen. Die prognostische Wertigkeit der p53-Expression als möglicher Risikofaktor im pT3-Stadium für ein Rezidiv wurde von Shariat et al. (2010) auf der Basis eines prognostischen Modells an 280 zystektomierten Patienten mit pT3N0-Stadium untersucht. Als klinische und pathologische Risikofaktoren wurden Alter, Geschlecht, Tumorgrad, lymphovaskuläre Invasion, Anzahl an entfernten Lymphknoten, konkomittantes Cis und die Durchführung einer adjuvanten Chemotherapie eingeschlossen. Es zeigte sich, dass das Hinzufügen des Parameters p53-Expressionsstatus zu diesem Modell dessen prädiktive Genauigkeit für das rezidivfreie und krebsspezifische Überleben um 1,7% bzw. 1,9% erhöhte (jeweils p < 0.001) (Shariat et al. 2010). In einer weiteren Untersuchung am selben Patientenkollektiv untersuchten Shariat et al. (2010) neben p53 auch die Marker pRB, p21 und p27 und fanden heraus, dass die Anzahl an alterierten Markern die prädiktive Genauigkeit des oben beschriebenen prognostischen Modells für das rezidivfreie Überleben um 4,1% auf 69,3% und für das krebsspezifische Überleben um 5,1% auf 70,4% signifikant weiter erhöhte (beides p < 0.001) (Shariat 2010). ◘ Tab. 7.2 enthält eine Übersicht über mögliche molekulare Marker zur Risikostratifizierung im nodal-negativen pT2- und pT3-Stadium.

7.5 Molekulares Lymphknotenstaging und Marker für die Lymphknotenmetastasierung

Das rezidivfreie Überleben bei Patienten mit lokal-begrenztem, nodal-negativem Tumorstadium (≤ pT2bN0M0) beträgt nach 5 Jahren etwa 80% (Stein 2001). Das Vorhandensein von Mikrometastasen in Lymphknoten könnte bei diesen Patienten einen ursächlichen Faktor für ein Rezidiv darstellen. Daher stellt sich die Frage, ob das konventionell-histologische Lymphknotenstaging durch die Verwendung molekularer Marker für die Detektion von Mikrometastasen weiter präzisiert werden kann. In diesem Zusammenhang untersuchte eine aktuelle Studie die Sensitivität der Lymphknotenaufarbeitung mittels Hämatoxylin-Eosin-Färbung im Vergleich zum molekularen Lymphknotenstaging durch spezifische Genmarker. Ein häufig verwendeter Marker für den immunhistochemischen Nachweis von Karzinomen ist das Cytokeratin 20 (CK-20), welches einen integralen Bestandteil zur Stabilisierung der Zellmembran in Epithelzellen darstellt. Eine aktuelle Expressionsanalyse von CK-20 an verschiedenen Karzinomentitäten von insgesamt 436 Patienten ergab jedoch eine vergleichsweise geringe Expressionsrate von 29% bei Urothelkarzinomen bei einem Expressionsnachweis von fast 100% bei allen Patienten mit einem Kolonkarzinom (Chu 2000). Die kombinierte Auswertung verschiedener molekularer Marker könnte daher größere Bedeutung für den Nachweis von Mikrometastasen besitzen. Marin-Aguilera et al. (2008) untersuchte neben CK-20 auch die Genexpression von FXYD3, welches als membranständiges Ionentransportprotein fungiert. Sie konnten nachweisen, dass die Sensitivität für die Detektion von Lymphknotenmetastasen nach kombinierter Messung beider Marker nahezu 100% betrug. Weiterhin konnte in ca. 20% der Patienten, welche konventionell-histologisch als lymphknotennegativ eingestuft wurden, mittels dieses molekularen Stagings ein mikrometastatischer Befall nachgewiesen werden. Es konnte ferner in dieser Arbeit gezeigt werden, dass Patienten mit positivem molekularen Lymphknotenstaging nach einem medianen Nachbeobachtungszeitraum von 35 Monaten ein verbessertes Überleben hatten als Patienten mit einem konventionell-histologisch positiven Lymphknotenstatus. Diese Daten legen somit nahe, dass ein konventionell-histologischer Nachweis von Lymphknotenmetastasen im Gegensatz zu einem molekularen Nachweis mit einer ungünstigeren Prognose behaftet ist (Marin-Aguilera et al. 2008). Gleichzeitig legen diese Daten auch die Vermutung nahe, dass eine Eradikation von Lymphknotenmikrometastasen einen kurativen Wert besitzt und stützen somit das Konzept einer extendierten Lymphadenektomie beim invasiven Harnblasenkarzinom.

Tab. 7.2 Molekulare Marker für die Substratifizierung im nodal-negativen pT2- und pT3-Stadium (Legende: CSS = krebsspezifisches Überleben; RFS = rezidivfreies Überleben)

Biomarker	Detektions-level	Detektionsme-thode	Untersuchungskollektiv	Unabhängige Validierung	Outcome-Parameter	Biomarker-Status mit günstigen Outcome	Referenz
p53	Protein	Immunhisto	324 T1-T2N0 Karzinompatienten, hiervon 52 zur unabhäng. Validierung	Ja	RFS, CSS	Niedrige Expression	Shariat et al., 2009
p53	Protein	Immunhisto	280 Patienten mit pT3N0 Karzinomen	Nein	RFS, CSS	Niedrige Expression	Shariat et al., 2010
pRB	Protein	Immunhisto	280 Patienten mit pT3N0 Karzinomen	Nein	RFS, CSS	Niedrige Expression	
p21	Protein	Immunhisto	280 Patienten mit pT3N0 Karzinomen	Nein	RFS, CSS	Hohe Expression	
p27	Protein	Immunhisto	280 Patienten mit pT3N0 Karzinomen	Nein	RFS, CSS	Hohe Expression	
Ki-67	Protein	Immunhisto	91 zystekt. Patienten mit <pT3N0 Karzinomen	Nein	RFS, CSS	Erniedrigte Expression	Margulis et al., 2006

Ein weiterer Marker, der insbesondere im nodal-negativen Stadium Hochrisikopatienten für ein Rezidiv identifizieren könnte, stellt Uroplakin II (UP-II) dar. Eine prospektive Untersuchung der rt-PCR-basierten UP-II-Expression bei Patienten mit pTa-T4N0-Harnblasenkarzinom ergab, dass 91% der histologisch negativ eingestuften Patienten mit positiver UP-II-Expression ein Rezidiv nach radikaler Zystektomie aufwiesen. Zudem war die UP-II-Expression ein unabhängiger Risikofaktor für ein Tumorrezidiv (Copp 2006). Eine andere Untersuchung maß mittels rt-PCR die Expression von UP-II und Cytokeratin 19 (CK-19) an 760 Lymphknoten von 40 Patienten mit invasivem Harnblasenkarzinom. Es zeigte sich, dass das krebsspezifische Überleben bei Patienten mit positiver Expression signifikant schlechter war als bei Patienten ohne entsprechenden Expressionsnachweis und vom Vorliegen konventionell-histologisch positiver Lymphknoten unabhängig war (Kurahashi 2005). Die hohe Wertigkeit einer UP-II-Überexpression für das Vorliegen einer positiven Lymphknotenbeteiligung zeigten weitere mRNA-Vergleichsuntersuchungen von UP-II und Cytokeratin 20, das als etablierter Marker für den immunhistochemischen Nachweis von Lymphknotenmetastasen in Urothelkarzinomen gilt (Ribal 2006). Eine positive UP-II-Expression war bei 94% der Patienten mit nodal-positiver Tumorerkrankung nachweisbar, wohingegen ein positiver CK-20-Expressionsnachweis nur in 57% der Fälle vorlag (Wu 2005). Die hohe klinische Bedeutung eines »molekularen Lymphknotenstagings« vor radikaler Zystektomie wurde von Smith et al. (2011) berichtet. Die Autoren entwickelten nach cDNA-Analyse zweier prospektiven Patientenkohorten (»Trainingssets«) mittels eines aus 20 Genen bestehenden Klassifikators ein Scoring-System für das Vorliegen von Lymphknotenmetastasen zum Zeitpunkt der Zystektomie. Dieser Genklassifikator konnte anschließend an einer unabhängigen Kohorte aus einer Phase-III-Studie erfolgreich validiert werden (Smith 2011).

Lymphknotenmetastasen werden in etwa 25% aller zystektomierten Patienten histologisch verifiziert, welche mit einer 5-Jahres-Rezidivfreiheitsrate von lediglich 34–35% assoziiert sind (Stein 2001; Madersbacher 2003). Um eine individuellere Prognose und Therapie von Patienten mit lymphogen metastasiertem Harnblasenkarzinom zu ermöglichen, stellen molekulare Marker auch hier einen vielversprechenden Ansatz dar. Shariat et al. (2010) untersuchten die Expression der Marker p53, p21, p27 und pRB bei 329 lymphonodal metastasierten Patienten und fanden heraus, dass die Anzahl alterierter Marker die prädiktive Genauigkeit eines Basismodells, bestehend aus unterschiedlichen klinischen und pathologischen Parametern, für ein Rezidiv um 2,6% auf 65,6% (p = 0.002) und für ein krebsspezifisches Versterben um 1,7% auf 67,6% (p = 0.01) erhöhte. Allerdings zeigte sich auch, dass die Verwendung eines einzelnen Markers die prädiktive Genauigkeit dieses prognostischen Modells nicht signifikant erhöhen konnte (Shariat et al. 2010).

Eine aktuelle Studie verglich die Expression der Cyclooxygenase 2 (COX-2) bei 46 Patienten mit muskelinvasivem Harnblasenkarzinom. Hierbei stellte sich heraus, dass eine erniedrigte COX-2-Expression mit einem höheren Risiko für das Vorliegen von Lymphknotenmetastasen zum Zeitpunkt der Zystektomie assoziiert war (Naruse 2010). Diese Ergebnisse werden gestützt durch eine Studie, in welcher eine COX-2-Expression als unabhängiger Parameter für das Überleben an 266 Patienten nach Zystektomie bestätigt wurde (Aziz 2010).

Regulationsproteine des Zellzyklus stellen weitere prognostische Marker bei Patienten mit lokal fortgeschrittenem Harnblasenkarzinom dar. Eine retrospektive Analyse an 57 Patienten mit lokal fortgeschrittenem Harnblasenkarzinom ergab, dass eine Überexpression von CyclinD1 und CyclinD2 bei erniedrigter Cyclin-D3-Expression mit einem verlängerten tumorspezifischen Überleben korrelierte (Levidou 2010). In ▪ Tab. 7.3 sind die wichtigsten prädiktiven und prognostischen Marker zum molekularen Lymphknotenstaging und zum nodal-positiven Tumorstadium aufgeführt.

Tab. 7.3 Molekulares Lymphknotenstaging und Marker für das lymphknotenmetastasierte Stadium (Legende: cDNA = copy DNA; CSS = krebsspezifisches Überleben; LK = Lymphknotenmetastasen; rt-PCR = real-time Polymerase-Kettenreaktion; RFS = rezidivfreies Überleben)

Biomarker	Detektions-level	Detektions-methode	Untersuchungskollektiv	Unabhängige Validierung	Outcome-Parameter	Biomarker-Status mit günstigem Outcome	Referenz
FXYD3 und KRT20	mRNA	rt-PCR	102 Zystektomiepatienten, 29 Kontrollen	Nein	konv. vs. molek. LK-Staging	Niedrige Expression	Marin-Aguilera et al. 2008
Uroplakin II	mRNA	rt-PCR	46 prospektiv zystektomierte Patienten mit cTa-T4-Karzinomen	Nein	konv. vs. molek. LK-Staging, RFS	Niedrige Expression	Copp et al. 2006
Uroplakin II	mRNA	rt-PCR	760 Lymphknoten von 40 Patienten mit invasivem Harnblasenkarzinom	Nein	konv. vs. molek. LK-Staging, RFS, CSS	Niedrige Expression	Kurahashi et al. 2005
Cytokera-tin-19	mRNA	rt-PCR	760 Lymphknoten von 40 Patienten mit invasivem Harnblasenkarzinom	Nein	konv. vs. molek. LK-Staging, RFS, CSS	Niedrige Expression	
Uroplakin II	mRNA	rt-PCR, Karzinomzelllinie	82 Lymphknoten von 21 Patienten mit invasivem Harnblasenkarzinom	Nein	Detektion von Mikrometasta-sen	Niedrige Expression	Wu et al. 2005
COX-2	Protein	Immunhisto	46 Patienten nach radikaler Zystektomie	Nein	Risiko für pN+ bei RCx	Hohe Expression	Naruse et al. 2010
20-Gen-Klassifikator	mRNA	cDNA, rt-PCR	2 prospektive Kohorten, 1 Validie-rungskohorte (Phase-III)	Ja	LK-Metastasen bei Zystektomie	Niedrige Expression	Smith et al. 2011
p53, pRB, p21, p27	Proteine	Immunhisto	329 pN+ Patienten	Nein	RFS, CSS	Niedrige Expression (in Komb.)	Shariat et al. 2010

7.6   Molekulare Marker für das metastasierte Tumorstadium in der Erstlinienbehandlung

Vor der klinischen Einführung einer effektiven Chemotherapie beim metastasierten Harnblasenkarzinom betrug die mittlere Lebenserwartung von Patienten mit metastasierter Harnblasenkarzinomerkrankung durchschnittlich 3–6 Monate (Sternberg 2003). Im Rahmen prospektiv randomisierter Studien konnte gezeigt werden, dass das Überleben der Patienten mit einer cisplatinhaltigen Polychemotherapie (Gemcitabine-Cisplatin (GC) oder Methotrexat-Vinblastin-Adriamycin-Cisplatin (MVAC)) auf durchschnittlich 12–14 Monate verlängert werden konnte (von der Maase 2005; Sternberg 2006). Zudem zeigte sich, dass eine GC-Chemotherapie im Vergleich zum MVAC-Schema mit einer signifikant geringeren Rate an Grad 3/4-Toxizitätsereignissen (u.a. Anämie, Leukopenie, Thrombopenie, neutropene Septitiden) bei gleichwertiger onkologischer Effektivität verbunden war, so dass heutzutage eine GC-Chemotherapie als Therapie der Wahl für die Erstlinienbehandlung des metastasierten Stadiums gilt (von der Maase 2000, 2005).

Als prognostische Faktoren für ein verringertes Gesamtüberleben von Patienten mit metastasiertem Harnblasenkarzinom gelten ein Karnofsky-Performance Status < 70%, eine erhöhte alkalische Phosphatase, > 3 metastatische Läsionen und das Vorhandensein von viszeralen Metastasen (Roberts 2006). In weiterführenden Analysen konnten durch Bajorin et al. (1999) insbesondere ein Karnofsky-Performance-Status < 70% und eine viszeralen Metastasierung mit einem deutlich eingeschränkten Überleben assoziiert werden. Diese beiden Parameter haben heutzutage einen hohen Stellenwert bei der Planung und Durchführung von Phase II-/III-Studien und werden als sog. »Bajorin-Kriterien« bezeichnet (Bajorin et al. 1999). Dennoch beträgt die durchschnittliche 5-Jahres-Überlebenswahrscheinlichkeit sowohl mit einer GC- als auch MVAC-Chemotherapie 15–20% bei einer zu erwartenden therapeutischen Ansprechrate von nur etwa 50% (von der Maase 2005). Aufgrund dieser eingeschränkten Ansprechwahrscheinlichkeit ist es von zentraler Bedeutung, weitere Risikofaktoren auf molekularer Ebene zu identifizieren, die eine Chemosensitivität gegenüber Cisplatin im metastasierten Stadium voraussagen können.

Nach Analyse von 55 Genen mittels cDNA-Genexpressionsanalyse konnten aus dem Tumormaterial von 30 Patienten mit metastasierter Erkrankung die Gene Emmprin und Survivin als Risikogene für ein Therapieansprechen einer cisplatinhaltigen Chemotherapie identifiziert werden. An einer weiteren Kohorte derselben Studie mit 124 Patienten und metastasiertem Stadium wurden diese Ergebnisse mittels Immunhistochemie validiert. In der multivariaten Analyse war neben dem Vorhandensein viszeraler Metastasen (HR: 2.62, p < 0.0001) sowohl die Survivin-Expression (HR: 2.46, p < 0.0001) als auch die Emmprin-Expression (HR: 2.23, p < 0.0001) mit einem verringerten Überleben verbunden. Bei Patienten ohne viszerale Metastasen konnten beide Marker zwischen denjenigen mit und ohne Therapieansprechen unterscheiden. Das 5-Jahres-Gesamtüberleben in dieser Patientengruppe betrug 44%, 21% und 0% (gemessen am Expressionsscore: 0, 1+/2+) (als AB 2007). Somit stellen diese beiden Marker unabhängige Variablen für das Therapieansprechen und Überleben von Patienten nach cisplatinhaltiger Chemotherapie dar.

Das Ansprechen einer Chemotherapie beim fortgeschrittenen Harnblasenkarzinom kann je nach Tumorausbreitung unterschiedlich sein. Hierbei ist insbesondere eine Differenzierung zwischen lokal fortgeschrittener und fernmetastasierter Erkrankung wichtig. Metallothionein und P-glykoprotein wurden bereits in der Vergangenheit in einer immunhistochemischen Untersuchung von Bahnson et al. (1994) als Risikomarker für eine Chemotherapieresistenz bei 21

Patienten mit neoadjuvanter Cisplatin-Methotrexat-Vinblastin-Chemotherapie identifiziert (Bahnson et al. 1994). Siu et al. (1998) untersuchten die immunhistochemischen Expressionen von Metallothionein, p53, P-glykoprotein und MIB-1 bei 64 Patienten mit Fernmetastasierung und 45 Patienten mit lokal fortgeschrittener Tumorerkrankung, welche sich einer cisplatinbasierten Chemotherapie unterzogen hatten. Das mediane Gesamtüberleben betrug 12,7 Monate, und die klinische Ansprechrate lag bei 56%. In der multivariaten Analyse war das Ausmaß der Metallothionein-Immunfärbung, gemessen als sog. prozentualer Intensitätsindex, neben dem ECOG-Status und dem Tumorgrad zwar ein unabhängiger Risikofaktor für ein Therapienansprechen bei fernmetastasierter Erkrankung (p = 0.03), jedoch nicht bei lokal-fortgeschrittener Erkrankung (p = 0.28). Zudem war eine Überexpression von Metallothionein bei Patienten mit metastasierter Erkrankung mit einem kürzeren Überleben verbunden (p = 0.04). Die übrigen Marker p53, MIB-1 und P-Glykoprotein zeigten keine Korrelationen mit dem Therapienansprechen oder Überleben (Siu et al. 1998).

Der Transkriptionsfaktor TFAP2-α ist ein weiterer Marker, der mittels Genexpressionsanalyse bei 257 Patienten mit fortgeschrittenem Harnblasenkarzinom und cisplatinhaltiger Chemotherapie untersucht wurde. Eine erhöhte nukleäre und zytoplasmatische TFAP2-α-Expression war mit einer höheren Chemosensitivität und einem verbesserten Überleben bei Patienten mit lymphonodaler Metastasierung verbunden, wohingegen eine schwache nukleäre TFAP2-α-Überexpression bei Patienten ohne Lymphknotenmetastasen mit einem verbesserten Chemotherapieansprechen assoziiert war. Nach knock-out Vorbehandlung mittels siRNA zeigte sich in TFAP2-α-negativen SW780-Blasenkarzinomzelllinien eine verstärkte Proliferationsrate, die mit einer verringerten Chemosensitivität gegenüber Cisplatin einherging. Dagegen hatte ein TFAP2-α-Knockdown in T24-Zelllinien mit mutiertem TP53-Gen einen gegenläufigen Effekt mit einer erhöhten Chemosensitivität gegenüber Cisplatin zur Folge (Nordentoft 2001).

Lungenmetastasen zählen zu den häufigsten Absiedelungsorten von metastasierten Urothelkarzinomen. Dennoch ist der Mechanismus der Metastasenformation bis heute weitgehend ungeklärt. In in-vitro und in-vivo Studien wurden zahlreiche Marker hinsichtlich ihrer Bedeutung für eine Lungenmetastasierung untersucht. In einer Untersuchung zeigte sich, dass eine höhere mRNA-Konzentration des proinflammatorisch und vasokonstriktorisch wirksamen Endothelin 1 (ET-1) und des zugehörigen Endothelin 1-Rezeptors A (ET-AR) bei Patienten mit muskelinvasiven im Gegensatz zu Patienten mit nicht-muskelinvasiven Tumorstadien nachweisbar war und mit einer geringeren tumorspezifischen Überlebensrate korrelierte (p ≤ 0.01). Eine hohe ET-1-Konzentration resultierte in Blasenkarzinomzelllinien in einer verstärkten Migration und Invasion von Tumorzellen und Makrophagen in das Lungengewebe, wobei eine Makrophagenaktivierung eine Voraussetzung für eine verstärkte Migration und Invasion war. In entsprechenden in-vitro und in-vivo Studien konnte zudem nachgewiesen werden, dass eine pharmakologische bzw. siRNA-induzierte Blockade von ET-AR bzw. ET-1 in einer verringerten Lungenmetastasenbildung resultierte, jedoch bei vorliegender Lungenmetastasierung einen nur geringen Einfluss auf das Tumorwachstum hatte. Diese Daten legen den Verdacht nahe, dass die Effektivität einer Behandlung im metastasierten Stadium mit ET-AR-Blockern oder ET-1-Blockern geringer ist und der Zeitfaktor eine entscheidende Rolle für das Therapieansprechen spielt, so dass möglicherweise eine zeitnahe adjuvante Therapie mit entsprechenden Inhibitoren das Risiko für eine Fernmetastasierung reduzieren könnte (Hermann 2009; Said 2011).

Ein weiterer Marker, der bei vorliegender Lungenmetastasierung eine wichtige Rolle spielt, ist das CD24-Protein. Dieses Sialoglykoprotein, welches als Tumorstammzellmarker fungiert, führt im Mäusemodell zu einer Kolonialisierung von Tumorzellen in der Lunge. Immunhistochemische Expressionsanalysen an jeweils 60 Patienten mit primärem und metastasiertem Blasenkarzinom ergaben eine erhöhte CD24-Expression bei metastasierten Patienten. Nach Depletion der CD24-Expression in Blasenkarzinomzelllinien und entsprechender intravenöser Applikation im Mäusemodell zeigte sich, dass eine Retention von Tumorzellen im Lungengewebe geringer und das Vorliegen einer CD24-Expression eine Voraussetzung für die Entwicklung von Lungenmetastasen war. Ferner zeigte sich, dass eine pharmakologische Blockade mittels Anti-CD24-Antikörpern mit einem verringerten Tumorwachstum und einem verlängerten Überleben verbunden war, so dass CD24 einen neuartigen Angriffspunkt für eine zielgerichtete Therapie des metastasierten Harnblasenkarzinoms darstellt (Overdevest 2011).

Weitere Risikofaktoren für die Entwicklung von Lungenmetastasen stellen eine erhöhte Expression von Caveolin 1 und eine verringerte Src-Expression dar, welche an insgesamt 257 zystektomierten Patienten von zwei voneinander unabhängigen klinischen Studienkohorten untersucht wurden (Thomas 2011). In dieser Studie war nach entsprechender Vorbehandlung und Inokulation von Caveolin 1-verarmten und Src-reichen UMUC-Blasenkarzinomzellen eine verringerte Neigung zur Metastasenbildung festzustellen. In primär nicht-metastatischen RT4-Zelllinien führte eine Caveolin 1-Überexpression bzw. Src-Verminderung zu einer höheren Metastasierungstendenz. Die physiologischen Effekte beider Proteine werden durch eine entsprechende Phosphorylierung der beiden Proteine erzeugt, die in einer reduzierten Aktivität der Proteine RhoA, RhoC und des Rho-Effektorproteins ROCK resultieren. Diese Proteine stellen einen wichtigen Drehpunkt in der zytoskelettalen Architektur dar. In derselben Studie führte eine Hemmung der ROCK-Proteins durch einen entsprechenden Inhibitor zu einer verringerten Ausbildung von Lungenmetastasen (Thomas 2011).

Anhand einer Western-Blot-Analyse konnte bei 107 Blasenkarzinompatienten gezeigt werden, dass die Konzentrationen von RhoA, RhoC und ROCK in metastatisch befallenen Lymphknoten deutlich höher war als in nicht-malignen Lymphknoten ($p < 0.0001$) und signifikant mit einer geringeren Tumordifferenzierung und einem geringeren Überleben assoziiert waren. Dagegen war eine erhöhte RhoB-Expression mit einem geringeren Tumorstadium und einem verbesserten Überleben verbunden. Ferner zeigte sich, dass im Gegensatz zu den 63 Patienten mit nicht-muskelinvasiven Tumorstadien eine erhöhte RhoA-, RhoC- und ROCK-Expression bei 44 Patienten mit T2-T4-Blasenkarzinom mit einem verbesserten Überleben einherging, wobei lediglich eine erhöhte RhoC-Expression einen unabhängigen Risikofaktor für das Gesamtüberleben darstellte (Kamai 2003). ◘ Tab. 7.4 gibt eine Übersicht über den klinischen Stellenwert der wichtigsten Biomarker zum metastasierten Stadium.

Tab. 7.4 Molekulare Marker für das metastasierte Tumorstadium (Legende: cDNA = copy DNA; OS = Gesamtüberleben; rt-PCR = real-time Polymerase-Kettenreaktion; RFS = rezidivfreies Überleben; Response = Therapieansprechen)

Biomarker	Detektions-level	Detektions-methode	Untersuchungskollektiv	Unabhängige Validierung	Outcome-Parameter	Biomarker-Status mit günstigen Outcome	Referenz
Survivin, Emmprin	DNA, Protein	cDNA, Immun-histo	154 Patienten (pT4pN+ oder M1), davon 124 zur Validierung	Ja	OS	Niedrige Expression (beide)	Als et al. 2007
Metallo-thionein	Protein	Immunhisto	118 Patienten mit Cisplatin-Chemotherapie	Nein	Response, OS	Niedrige Expression	Siu et al. 1998
TFAP2-α	mRNA	rt-PCR, Karzinom-zelllinien	282 Patienten mit pT2-4- und pN1-3- oder M1-Karzinomen	Nein	Response, PFS, OS	Niedrige Expression	Nordentoft et al. 2011
CD24	Protein	Immunhisto, Zelllinien	60 Patienten (primär metastasiert) und 60 Kontrollen	Nein	Metastasen-bildung	Niedrige Expression	Overdevest et al. 2011
Caveolin-1	RNA, Protein	Immunhisto, PCR, Zelllinien	Prospektive Studie an 287 Patienten mit Chemotherapie	Nein	Metastasen-bildung	Niedrige Expression	Thomas et al. 2011

7.7   Molekulare Marker für das metastasierte Tumorstadium in der Zweitlinientherapie mit Vinflunin

Vinflunin ist eine pharmakologische Substanz, die über eine Verminderung der Dynamik der Ausbildung von Mikrotubuli die Teilung von Tumorzellen supprimiert. Eine randomisierte Studie konnte bei Patienten mit metastasiertem Urothelkarzinom nach Progress unter einer platinbasierten Erstlinienchemotherapie zeigen, dass das Gesamtüberleben unter einer Behandlung mit Vinflunin und zusätzlicher bester Supportivbehandlung (BSC) im Vergleich zur alleinigen BSC verlängert wird (Bellmunt 2009). Diese Daten führten zur europaweiten Zulassung der Substanz in der Zweitlinienbehandlung des metastasierten Urothelkarzinoms, deren Einsatz auch im Rahmen aktualisierter Leitlinien weiterhin empfohlen wird (Witjes 2015). Mittlerweile konnte der klinische Überlebensvorteil anhand von Daten aus der Versorgungsforschung bestätigt werden (Retz 2015).

Eine weitere Studie ist der Frage nachgegangen, über welche molekularen Zielstrukturen die Ausbildung von Mikrotubuli durch Vinflunin supprimiert werden kann. Hierzu wurde die E-Cadherin-vermittelte Zell-Zell-Interaktion in den humanen Blasenkarzinomzelllinien HT1376, 5637, SW780, T24 und UMUC3 nach Gabe von Vinflunin näher untersucht. Es konnte gezeigt werden, dass Vinflunin zu einer Zunahme der E-Cadherin-vermittelten Zellinteraktion führte und gleichzeitig eine Abnahme der Expression mesenchymaler Marker, wie Vimentin und N-Cadherin, induzierte. Diese Ergebnisse legen nahe, dass Vinflunin über eine Änderung der epithelialen-mesenchymalen Transition die Fähigkeit zur Metastasenbildung beeinflussen kann (Aparicio 2014). Ferner konnte gezeigt werden, dass die zytotoxischen Effekte von Vinflunin über mikrotubuli-assoziierte Proteine, wie z.B. Stathmin, reguliert werden können (Malesinski 2015). Um die Ansprechraten der Zweitlinienbehandlung mit Vinflunin zukünftig zu verbessern, wäre die Untersuchung des modulierenden Einflusses von Stathmin ein vielversprechender Ansatz.

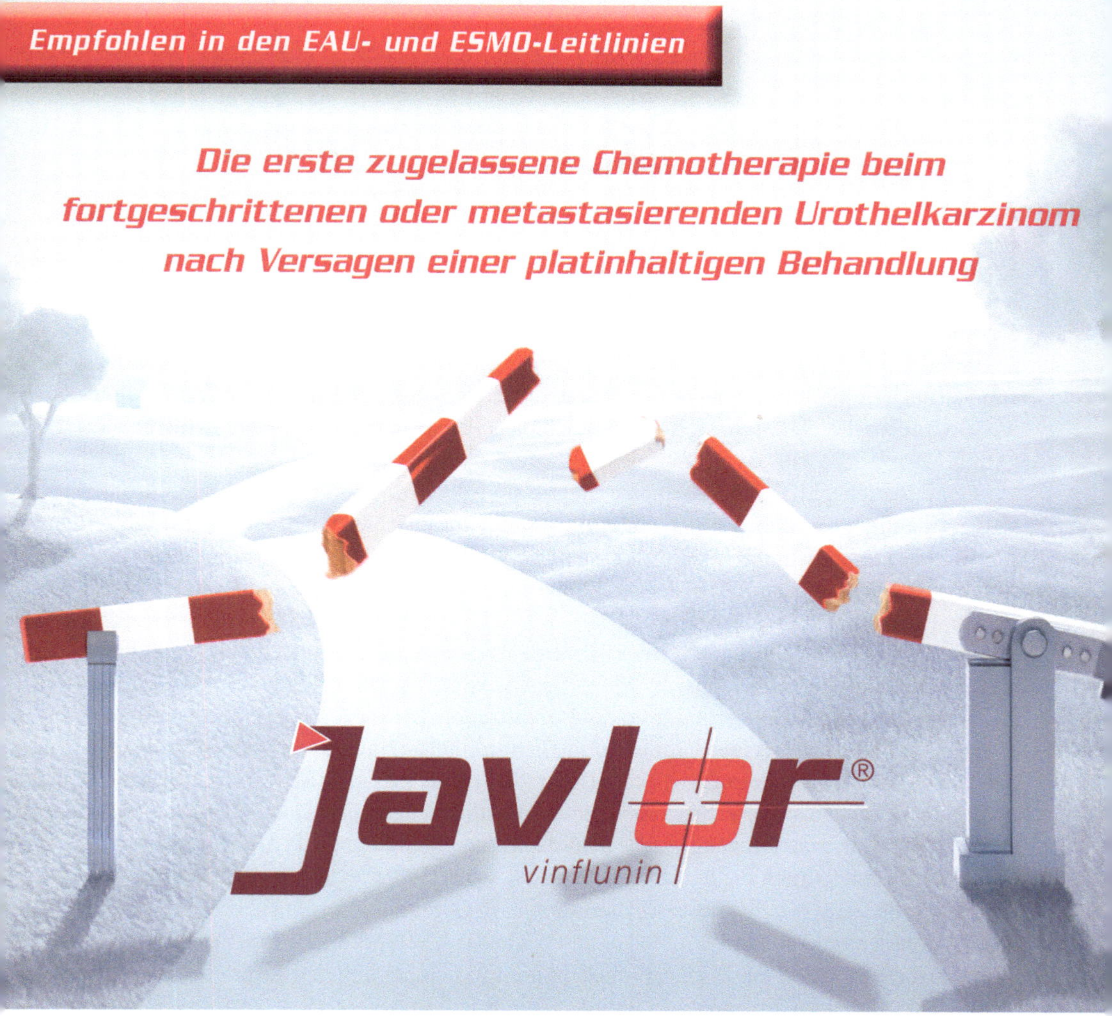

JAVLOR® Wirkstoff: Vinflunin; Verschreibungspflichtig. **Zusammensetzung:** 1 ml JAVLOR® 25 mg/ml Konzentrat zur Herstellung einer Infusionslösung enthält 25 mg Vinflunin (als Bis[(R,R)-tartrat]). Eine 2 ml Durchstechflasche enthält 50 mg Vinflunin (als Bis[(R,R)-tartrat]); eine 10 ml Durchstechflasche enthält 250 mg Vinflunin (als Bis[(R,R)-tartrat]). Sonstige Bestandteile: Wasser für Injektionszwecke. **Anwendungsgebiete:** Zur Monotherapie bei fortgeschrittenem oder metastasierendem Übergangszellkarzinom des Urothels bei erwachsenen Patienten, nach Versagen einer platinhaltigen Behandlung. Die Wirksamkeit und Sicherheit von Vinflunin in Patienten mit einem Performance Status ≥ 2 wurden nicht untersucht. AUSSCHLIESSLICH zur intravenösen Anwendung, nach Verdünnung; bei intrathekaler Gabe tödlich. **Gegenanzeigen:** Überempfindlichkeit gegen den Wirkstoff oder andere Vinca-Alkaloide. Kürzlich aufgetretene (in den letzten 2 Wochen) oder akute schwere Infektionen. ANC-Ausgangswert < 1.500/mm³ bei der ersten Anwendung, ANC-Ausgangswert < 1.000/mm³ bei nachfolgenden Anwendungen. Thrombozytenzahl < 100.000/mm³. Stillzeit. **Nebenwirkungen** (sehr häufig): Neutropenie, Leukopenie, Anämie, Thrombozytopenie, Hyponatriämie, Anorexie, Obstipation, Schmerzen im Abdomen, Erbrechen, Übelkeit, Stomatitis, Diarrhoe, Alopezie, Myalgie, Asthenie/Müdigkeit, Reaktionen am Applikationsort, Pyrexie, Abnahme des Körpergewichts; (häufig): Neutropenische Infektion, Infektionen (viral, bakteriell, Pilze), febrile Neutropenie, Überempfindlichkeit, Dehydratation, Insomnie, periphere sensorische Neuropathie, Synkope, Kopfschmerzen, Benommenheit, Neuralgie, Dysgeusie, Neuropathie, Ohrenschmerzen, Tachykardie, Hypertension, Venenthrombose, Phlebitis, Hypotension, Dyspnoe, Husten, Ileus, Dysphagie, bukkale Erkrankungen, Dyspepsie, Hautausschlag, Urtikaria, Pruritus, Hyperhydrosis, Muskelschwäche, Arthralgie, Rückenschmerzen, Kieferschmerzen, Extremitätenschmerz, Knochenschmerzen, muskuloskeletale Schmerzen, Brustschmerzen, Schüttelfrost, Schmerzen, Ödeme; (Gelegentlich): Neutropenische Sepsis, periphere motorische Neuropathie, Sehstörungen, Schwindel, Tinnitus, Myokardischaemie, Myokardinfarkt, akutes respiratorisches Distresssyndrom, pharyngolaryngeale Schmerzen, Odynophagie, Magenbeschwerden, Oesophagitis, Zahnfleischerkrankungen, trockene Haut, Erythem, Nierenversagen, Extravasation, erhöhte Transaminasen, Zunahme des Körper-gewichts, Syndrom der inadäquaten ADH-Sekretion (SIADH), (nicht bekannt): Tumorschmerzen. Bei Patienten mit Übergangszellkarzinom des Urothels und bei Patienten mit anderen nicht-indikationsbezogenen Erkrankungen, sowie potentiell schwere Nebenwirkungen und Klasseneffekte der Vinca-Alkaloide: Ileus Grad 3/4, reversibel unter medizinischer Behandlung; seltene Fälle von posteriorem reversiblem Enzephalopathie-Syndrom; kardiovaskuläre Erkrankungen (Myokardinfarkt, Myokardischämien; in wenigen Fällen Verlängerung des QT-Intervalls); Bronchospasmus (bei einem Patienten, der wegen einer nicht-indikationsbezogenen Erkrankung mit Vinflunin behandelt wurde); insgesamt 7 Patienten starben an Infektionen, die als Komplikationen im Rahmen einer Neutropenie auftraten; ein Patient starb nach einem Myokardinfarkt, ein Patient an Herzstillstand. **Zytotoxisch. Arzneimittel für Kinder unzugänglich aufbewahren. Hinweise der Fachinformation beachten.** Stand Juni 2013.

PIERRE FABRE PHARMA GmbH
Jechtinger Straße 13 • D-79111 Freiburg • Tel. 0761/45261-0 • Fax. 0761/45261-868
www.oncosite.de

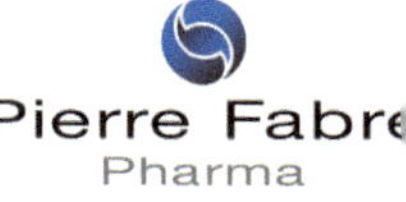

7.8   Molekulare Marker zur Charakterisierung histologischer Subtypen des invasiven Harnblasenkarzinoms

Das primäre Harnblasenkarzinom ist in Europa und Nordamerika zu mehr als 90% urothelialen Ursprungs. Nicht-urotheliale Karzinome kommen in reiner oder gemischter Form als Adeno- oder Plattenepithelkarzinome, kleinzellige Karzinome, sarkomatoide (mit mesenchymalen Karzinomelementen) Karzinome, »nested variant« Karzinome (in Nestern angeordnete Karzinomformationen) und mikropapilläre (glandulär differenzierte) Karzinome vor. Der Anteil von Harnblasenmischtumoren wird in der Literatur mit 5–40% sehr unterschiedlich beziffert, wobei endemische Unterschiede in der berichteten Prävalenzraten zu berücksichtigen sind (Amin 1994; Wasco 2007).

Reine Plattenepithel- und Adenokarzinome sind die zwei häufigsten nicht-urothelialen Karzinomentitäten und finden sich vor allem endemisch in Gebieten Nordafrikas und Asiens mit hoher Durchseuchung der Bevölkerung mit Schistosoma haematobium (Warren 1995; Abdulamir 2009). Nicht-urotheliale Karzinome sind im Vergleich zu reinen Urothelkarzinomen mit einer höheren Tumoraggressivität verbunden (Dahm 2003). Ihre Auftretenswahrscheinlichkeit ist im Vergleich zu reinen Urothelkarzinomen bei männlichen Patienten höher als bei weiblichen Patienten (Scosyrev 2009). Das Risiko für die Entwicklung von Mischformen steigt mit dem Entdifferenzierungsgrad des Primärtumors (Amin 2009). Das ähnliche genetische Expressionsmuster reiner Urothel- und Nichturothelkarzinome legt nahe, dass eine gemeinsame klonale Abstammung vorliegt (Kipp 2008). Das therapeutische Vorgehen kann je nach vorliegendem histologischen Subtyp unterschiedlich sein, so dass eine genaue immunhistochemische Klassifikation von grundlegender klinischer Bedeutung ist (Amin 2009). Joussef et al. (2011) untersuchten die Expression von COX-2 bei 152 Patienten mit Plattenepithelkarzinom, von denen 81% bilharzioseassoziiert waren. Im Gegensatz zum günstigen Einfluss einer COX-2-Überexpression beim Urothelkarzinom auf das krebsspezifische Überleben war eine COX-2-Überexpression bei Plattenepithelkarzinom mit einem höheren Risiko für ein extravesikales Tumorwachstum und einen höheren Tumorgrad assoziiert (p = 0.003 und p = 0.049). In der multivariaten Analyse war eine COX-2-Überexpression ein unabhängiger Risikofaktor für ein Tumorrezidiv und für ein verringertes krebsspezifisches Überleben. Aus diesen Daten lässt sich somit schlussfolgern, dass eine erhöhte COX-2-Aktivität bei Plattenepithelkarzinomen im Gegensatz zu reinen Urothelkarzinomen (Aziz 2010) einen negativen Einfluss auf die Tumorprogression besitzt und damit eine mögliche molekulare Struktur für eine zielgerichtete Inhibition darstellt (Youssef et al. 2011).

Sarkomatoide Karzinome und Karzinosarkome sind sehr seltene Tumore (0,1%) und zeigen auf konventionell histologischen Schnitten bereits Elemente maligner epithelialer und mesenchymaler Tumore, die ihre korrekte Diagnose erleichtern. Karzinosarkome weisen im Vergleich zu sarkomatoiden Karzinomen mehr mesenchymale Anteile auf und waren in einer retrospektiven Analyse von 301 Patienten (hiervon 166 Karzinosarkome und 135 sarkomatoide Karzinome) mit einer geringeren Überlebenswahrscheinlichkeit verbunden (Wright 2007). Eine retrospektive Analyse des SEER-Programmes in den USA ergab unter 221 Patienten ein medianes Überleben nach Diagnosestellung von lediglich 14 Monaten (95%-CI: 7–21 Monate) mit einem medianen 5-Jahres-Gesamtüberleben nach radikaler Zystektomie von lediglich ca. 28%, wobei in dieser Studie lediglich das Tumorstadium ein unabhängiger Prädiktor für ein verringertes tumorspezifisches Überleben war (Wang 2010). Insgesamt lässt sich aus diesen Daten schlussfolgern, dass neben einer frühzeitigen Diagnosestellung eine multimodale Therapie auf der Basis molekularer Marker von entscheidender Bedeutung für eine Verbesserung der individuellen Prognose bei Karzinosarkomen und sarkomatoiden Karzinomen ist.

Mikropapilläre oder nested-variant Karzinome weisen auf konventionell-histologischen Schnitten ein eher blandes morphologisches Bild auf, so dass die Verwendung spezifischer Marker zur Vermeidung einer Missinterpretation von entscheidender differentialdiagnostischer Bedeutung ist. Nested-variant Karzinome gelten als hochaggressive Karzinome. In diesem Zusammenhang zeigten Wasco et al. (2010) an einem der größten bisher publizierten Kollektive von 30 Patienten, dass nach einem medianen Nachbeobachtungszeitraum von 12 Monaten lediglich 35% der Patienten metastasenfrei waren und eine neoadjuvante Chemotherapie eine geringe Ansprechrate von 13% hatte. Die Autoren schlussfolgerten hieraus, dass die frühzeitige Durchführung einer radikalen Tumortherapie von hoher prognostischer Bedeutung ist. Ferner war das Vorliegen von reinen oder gemischten nested-variant Karzinomen nicht mit einem prognostischen Unterschied im Überleben verbunden (Wasco et al. 2010).

Mikropapilläre Karzinome weisen bei Erstdiagnose bereits in 70–100% der Fälle ein muskelinvasives Wachstum auf (Samaratunga 2004; Heudel 2009; Lopez-Beltran 2010). Sie zeigen ein histologisches Bild, welches papillären serösen Ovarialtumoren ähnelt (Amin 1994). Unter Verwendung eines Multimarkerpanels (CK 7, CK20, CEA, Cytokeratin 34betaE12, epithelial membrane antigen, CA 125) konnte gezeigt werden, dass das Risiko für das Vorliegen eines lokal fortgeschrittenen mikropapillären Karzinoms vom Anteil der mikropapillären Tumorkomponente abhängt. Patienten mit lediglich fokalen Anteilen (< 10%) haben eine deutlich bessere Prognose als Patienten mit moderater (10–50%) oder extensiver Komponente (> 50%) (Samaratunga 2004). Eine weitere retrospektive immunhistochemische Untersuchung an 13 Patienten mit invasiven mikropapillären Karzinomen ergab, dass eine positive Expression der Marker MUC1, MUC2, CK-7, PTEN, p53 und Ki-67 bei allen Patienten vorlag und bis auf p53 die Färbeindices > 50% betrugen (Lopez-Beltran 2010). Eine Her2/neu-Expression ließ sich bei ca. 30% der Patienten und ein positiver PTEN-Expressionsnachweis bei allen Patienten nachweisen (Lopez-Beltran 2010). Eine Untersuchung an 26 Patienten konnte dagegen außer für das Protein MUC-1 keinen statistisch signifikanten Unterschied in der Her2/neu-Expression zwischen invasiv urothelialen und mikropapillären Karzinomen aufzeigen (Sangoi 2009), so dass derzeit unter Berücksichtigung der limitierten Patientenanzahl in den vorliegenden Studien ein gesicherter Rückschluss auf einen prognostischen Vorteil einer zielgerichteten Therapie gegen Her2/neu bei mikropapillären Tumoren derzeit nicht möglich ist.

Bei kleinzelligen (neuroendokrinen) Karzinomen, welche eine erhöhte Expression von Synaptophysin und Chromogranin A aufweisen (Gaisa 2008), ist, wie bei anderen neuroendokrinen Karzinomformen, von einer systemischen Erkrankung auszugehen, so dass hier eine neoadjuvante cisplantinbasierte Chemotherapie der radikalen Zystektomie vorgeschaltet werden sollte (Amin 2009). In der von Grossman et al. (2003) durchgeführten prospektiven Studie, die den Überlebensvorteil einer neoadjuvanten cisplatinbasierten Chemotherapie mittels MVAC gegenüber einer alleinigen radikalen Zystektomie untersuchte, zeigte sich, dass bei Patienten mit kleinzelligen Karzinomen die Rate derjenigen mit histologisch nicht-nachweisbarem Primärtumor (pT0) nach neoadjuvanter Vorbehandlung signifikant höher war als nach alleiniger radikalchirurgischer Therapie. Dies war auch mit einem signifikant höheren 5-Jahres-krebsspezifischen Überleben von 78% vs. 36% nach alleiniger chirurgischer Therapie assoziiert. Ähnliche Ergebnisse fanden sich in derselben Studie für Patienten mit plattenepithelialer oder adenokarzinomatöser Differenzierung. Hierbei war die Rate des Downstagings des Primärtumors nach neoadjuvanter Therapie mit 34% signifikant höher als nach alleiniger radikalchirurgischer Therapie (4%; p = 0.004). Ferner war das tumorspezifische Überleben nach vorheriger neoadjuvanter Therapie signifikant besser. Dieser signifikante Überlebensvorteil blieb in Subgruppenanalysen sowohl bei Patienten mit organ-begrenztem (cT2) als auch mit lokal-fortgeschrittenem Stadium (cT3-4a) bestehen (Grossman et al. 2003). Eine weitere Interims-auswertung dieser als SWOG 8710 bezeichneten Studie zum Stellenwert der neoadjuvanten MVAC-Chemotherapie an 59 Patienten mit Mischkarzinom und 236 mit reinen Urothelkarzi-nomen ergab, dass der prognostische Unterschied im Überleben insbesondere in der Gruppe der Patienten mit Mischtumoren vorlag (Scosyrev 2010).

Perioperative Chemotherapie und molekulare Marker

G. Gakis, A. Stenzl, *Molekulare Marker beim high-grade Harnblasenkarzinom*,
DOI 10.1007/978-3-662-49233-8_8, © Springer-Verlag Berlin Heidelberg 2016

8.1   Neoadjuvante Chemotherapie

Aufgrund der hohen Rezidivrate nach radikaler Zystektomie wurde in den letzten Jahren der Stellenwert einer neoadjuvanten platinbasierten Chemotherapie in zahlreichen klinischen Studien und Metaanalysen untersucht. Die Rationale für die Durchführung einer neoadjuvanten Chemotherapie liefert die Tatsache, dass Mikrometastasen als Ausgangspunkt für die Entwicklung von lokalen oder Fernrezidiven nach kurativ intendierter Zystektomie in bis zu 50% der Rezidive ursächlich sind (Raghavan 1990). Ein neoadjuvanter Ansatz bietet somit die Möglichkeit, Mikrometastasen frühzeitig zu behandeln, bevor sie klinisch apparent werden. Zudem sind die Chancen für ein positives Therapieansprechen im lokal-begrenzten Stadium erhöht, da in diesem Stadium meist nur eine geringe Tumorlast vorliegt. Ein weiterer positiver Effekt eines neoadjuvanten Ansatzes stellt die Möglichkeit der Prüfung der in-vivo Chemosensibilität auf das Tumorwachstum dar. Ein weiterer wichtiger Vorteil des neoadjuvanten Ansatzes ist, dass chemotherapieassoziierte Nebenwirkungen von vielen Patienten besser als nach radikaler Zystektomie mit Harnableitung toleriert werden können.

Zahlreiche Mono- und Polychemotherapieschemata mit zum Teil begleitender Radiotherapie wurden bisher in mehreren prospektiven Studien untersucht. Studien mit kleineren Patientenzahlen (N = 99–317) konnten keinen signifikanten Überlebensvorteil für den neoadjuvanten Ansatz aufzeigen (Malmström 1996; Bassi 1998; Sherif 2002), wohingegen Studien mit einer größeren Patientenanzahl über einen signifikanten Überlebensvorteil berichteten (International Collaboration of Trialists 1999; Grossman 2003). Eine der bedeutendsten Studien zum Stellenwert der neoadjuvanten Chemotherapie stellt die prospektive, randomisierte, multizentrische Studie der Southwestern Oncology Group (SWOG 8710 Trial) dar, in die 307 Patienten zwischen einer neoadjuvanten Gabe von drei Zyklen MVAC-Chemotherapie (Methotrexat, Vinblastin, Doxorubicin, Cisplatin) mit anschließender radikaler Zystektomie (N = 154 Patienten) und einer alleinigen radikalen Zystektomie (N = 153 Patienten) randomisiert wurden. Hierbei betrug das mediane Gesamtüberleben nach neoadjuvanter Chemotherapie 77 Monate und bei alleiniger Operation 46 Monate, welches lediglich einen Trend zur statistischen Signifikanz zeigte (p = 0.06). Jedoch war das krebsspezifische Überleben in der neoadjuvant behandelten Patientengruppe um ca. 60% signifikant verlängert (p = 0.002). Ein Hauptkritikpunkt dieser Studie war jedoch, dass der Überlebensvorteil insbesondere auf Patienten mit pT0-Stadium (kein Tumornachweis im Zystektomiepräparat) begrenzt war. Eine Subanalyse unter diesen Patienten zeigte jedoch, dass die Chance für ein pT0-Stadium bei Patienten mit neoadjuvanter Chemotherapie bei 38% lag, wohingegen bei alleiniger Operation dies lediglich bei 15% der Patienten der Fall war (Grossman 2003). Ebenso zeigte eine aktuelle prospektive Folgeauswertung dieser Studie, dass insbesondere Patienten mit Mischkarzinomen einen prognostischen Vorteil aus einem neoadjuvanten Vorgehen entwickelten (Scosyrev 2010).

Metaanalysen zu den bisher publizierten prospektiven Untersuchungen konnten hingegen eine durchschnittliche Reduktion des absoluten Risikos um ca. 8% belegen (Collaboration 2003), wobei nach cisplatinhaltiger Polychemotherapie das rezidivfreie Überleben um bis zu 9% verbessert werden konnte (Collaboration 2005). Eine der größten Metaanalysen des Medical Research Councils, in die 2 688 Patienten aus 10 klinischen Studien eingeschlossen wurden, berichtete über einen signifikanten Überlebensvorteil nach neoadjuvanter Chemotherapie für das 5-Jahres-rezidivfreie und allgemeine Überleben. Insgesamt zeigte sich über allen Stadien eine geringe, jedoch signifikante Verbesserung des Langzeitüberlebens unter Einsatz platinhaltiger Chemotherapeutika um ca. 8% (Collaboration 2003). Umgekehrt bedeuten diese Daten jedoch auch, dass ca. 13 Patienten neoadjuvant behandelt werden müssen, um einen prognostischen Vorteil für einen einzelnen zu erzielen. Daher ist es vorstellbar, dass unter der meist 12 Wochen dauernden, neoadjuvanten Therapie bei ausbleibendem Therapieansprechen eine Prognoseverschlechterung bei chemorefraktären Patienten eintreten könnte. Diese Daten sind der Grund dafür, dass trotz hohem Evidenzgrad die neoadjuvante Chemotherapie bisher keine breite Anwendung gefunden hat (Porter 2011). Somit stellt sich die Frage, inwiefern es durch die Erstellung molekularer Risikoprofile möglich ist, vorauszusagen, welcher Patient am ehesten von einer neoadjuvanten Chemotherapie profitieren wird.

Unter Berücksichtigung der Tatsache, dass der prognostische Vorteil insbesondere bei Patienten mit lokal fortgeschrittenem Harnblasenkarzinom ($\geq$ pT3a oder pN+) am höchsten ist, hat das klinische Staging vor Einleitung einer neoadjuvanten Chemotherapie eine zentrale Bedeutung. Da die Diskrepanz zwischen klinischem und pathologischem Stadium im Sinne eines späteren Upstagings bei der Zystektomie bis zu 50% betragen kann (Stein 2008), ist die Erstellung eines individuellen molekularen Risikoprofils zur Identifizierung von Patienten mit hohem Risiko für ein extravesikales Tumorwachstum ein wichtiger Ansatz einer individualisierte Therapie.

Eine prospektive Studie untersuchte die prognostische Aussagekraft einer genetischen Signatur von 20 Hochrisikogenen für das Vorhandensein von Lymphknotenmetastasen zum Zeitpunkt der Zystektomie an zwei Trainingskohorten aus einer Phase-III-Studie zur adjuvanten Chemotherapie, welche aus jeweils 99 und 66 Patienten bestand. Es zeigte sich ein ROC-Wert von 0.67 für die korrekte Vorhersage von Lymphknotenmetastasen bei der Zystektomie. In der multivariaten Analyse, angepasst an klinische und pathologische Risikofaktoren wie Alter, Geschlecht, pathologisches Stadium und lymphovaskuläre Invasion, bestätigte sich der unabhängige prädiktive Wert dieser genetischen Signatur, wobei eine Unterteilung in Patienten mit hohem (HR: 1.74; 95% CI 1.03–2.93) und niedrigem Risiko (HR: 0.70; 0.51–0.96) erfolgen konnte. Diese Ergebnisse konnten in derselben Studie an einer unabhängigen prospektiven Patientenkohorte erfolgreich validiert werden (Smith 2011).

Bereits in früheren Arbeiten konnte eine erhöhte nukleäre Expression des p53-Tumorsuppressorgens als unabhängiger Risikofaktor für ein verringertes rezidivfreies und allgemeines Überleben bei Patienten mit histologisch organ-begrenztem Harnblasenkarzinom ($\leq$ pT2bN0M0) identifiziert werden (Esrig 1994). Ferner war ein p53-Expressionsniveau von > 20% in einem Kollektiv von 90 Patienten mit neoadjuvanter MVAC-Chemotherapie ein unabhängiger Prädiktor für ein verringertes Gesamtüberleben nach radikaler Zystektomie, wobei in dieser Studie der prognostische Vorteil insbesondere bei Patienten mit pT2-T3a-Karzinomen bestand (Sarkis 1995). Grossman et al. (2006) untersuchten prospektiv die p53-Expression in den transurethralen Resektaten von 42 randomisierten Patienten mit neoadjuvanter Chemotherapie vor Zystektomie im Vergleich zu 52 Patienten mit alleiniger Zystektomie. Im Gegensatz zu den oben genannten Studien zeigte sich kein signifikanter Trend für ein verlängertes tumorfreies Überleben nach Zystektomie (HR: 1.02, p = 0.93). Lediglich ein Trend zum einem signifikant schlechteren Überleben war zu verzeichnen (HR: 1.48; p = 0.16). Dieselbe Studie untersuchte auch die Expression von Ki-67, einem Regulatorprotein des Zellzyklus, und fand heraus, dass eine erhöhte Ki-67-Expression tendenziell mit einem verbesserten progressionsfreien Überleben korrelierte (p = 0.063), wohingegen die Messung der Mikrodichte von Tumorgefäßen keinen prognostischen Wert besaß (Grossman 2006). Allerdings muss einschränkend zu den in dieser Studie erhobenen statistischen Signifikanzen erwähnt werden, dass die statistische Auswertung aufgrund der geringen Anzahl an untersuchten Fällen eine zu geringe Teststärke (Underpowering) aufwies.

Eine weitere Analyse untersuchte retrospektiv die Expression von BRCA-1 (Breast Cancer Type-1 Susceptibility Protein) in den transurethralen Resektaten von 57 Patienten vor neoadjuvanter Chemotherapie. Hierbei war ein Downstaging (definiert als pT0-T1) signifikant häufiger bei Patienten mit geringer oder intermediärer BRCA-1-Expression (66%) als bei Patienten mit hoher BRCA-1-Expression (22%). Das mediane Überleben lag bei 168 Monaten bei Patienten mit geringer oder intermediärer Expression und bei 34 Monaten bei Patienten mit hoher Expression. In der multivariaten Analyse war die BRCA-1-Expression neben dem Vorhandensein einer lymphovaskulären Invasion ein unabhängiger Risikofaktor für ein verringertes Überleben. Die Autoren schlossen aus diesen Daten, dass eine BRCA-1-Expressionsmessung vor Einleitung einer neoadjuvanten Chemotherapie zu einer verbesserten Patientenselektion beitragen könnte (Font 2011).

Ein weiterer vielversprechender Marker mit apoptoseinduzierender Funktion stellt das XAF-1-Gen dar. Dieser Marker spielt eine Rolle bei der Induktion der Apoptose durch chemotherapeutische Agentien. Nach quantitativer rt-PCR-Analyse von 14 Patienten mit neoadjuvanter GC-Chemotherapie zeigte sich, dass die klinische Ansprechrate bei Patienten mit erhöhter XAF-1-Aktivität höher war. Zudem war das progressionsfreie Überleben bei Patienten mit hoher XAF-1-Expression signifikant länger und mit einem ca. 4-fach niedrigeren relativen Risiko für ein krebsspezifisches Versterben verbunden (Pinho 2009). Eine Einschränkung dieser Studienergebnisse stellt jedoch die geringe Anzahl an untersuchten Patienten dar.

Eine Studie von Takata et al. (2007) untersuchte mittels cDNA-Analyse 27 648 Genexpressionen von 27 Patienten mit neoadjuvanter MVAC-Chemotherapie. Es konnten 14 Gene identifiziert werden, die zwischen »Non-respondern« und »Respondern« (definiert als pT0-T1-Downstaging) signifikant unterschiedliche Expressionen aufwiesen und als Grundlage für einen prognostischen Score dienten (Takata 2005). Eine von derselben Arbeitsgruppe durchgeführte Validierungsstudie an 22 neoadjuvant vorbehandelten Patienten konnte das klinische Ansprechen anhand dieses Scores an 19 Patienten korrekt voraussagen (86,4%) (Takata 2007). In ◼ Tab. 8.1 sind unter anderem die wichtigsten molekularen Marker für die neoadjuvante Chemotherapie aufgeführt.

8.2   Adjuvante Chemotherapie

8.2.1   Prinzipielle Überlegungen zum adjuvanten Therapieansatz in der Hochrisikokonstellation

Der Vorteil eines adjuvanten Therapieansatzes bei Patienten mit fortgeschrittenem Harnblasenkarzinom besteht darin, dass die Chemotherapie bei Hochrisikopatienten nach gesichertem pathologischen ($\geq$ pT3a oder pN+) Staging appliziert werden kann. Ein Nachteil des adjuvantes Ansatzes ist, dass die in-vivo Chemosensitivität des Tumors und das Therapieansprechen nicht anhand von radiologisch definierten Kriterien überprüft werden können. Zudem kann das Toxizitätsprofil bei einer Chemotherapie nach künstlicher Harnableitung ausgeprägter sein. Daher spielt in diesem Zusammenhang die Bestimmung molekularer Risikomarkerprofile eine wichtige Rolle, um Patientengruppen näher zu definieren, die ein höheres Risiko für eine bereits vorliegende Mikrometastasierung tragen und damit nach einer adjuvanten Chemotherapie einen prognostischen Vorteil entwickeln könnten.

Tab. 8.1 Molekulare Marker für die perioperative Chemotherapie (Legende: cDNA = copy DNA; CSS = krebsspezifisches Überleben; OS = Gesamtüberleben; PFS = progressionsfreies Überleben; rt-PCR = real-time Polymerase-Kettenreaktion; RFS = rezidivfreies Überleben; Response = Therapieansprechen)

Biomarker	Detektions-level	Detektions-methode	Untersuchungskollektiv	Unabhängige Validierung	Outcome-Parameter	Biomarker-Status mit günstigen Outcome	Referenz
BRCA-1	Protein	Immunhisto	57 Patienten mit **neoadjuvanter** Chemotherapie	Nein	Response, RFS, CSS	Niedrige Expression	Font et al. 2011
XAF-1	mRNA	rt-PCR	14 Patienten mit **neoadjuvanter** Gemcitabine-Cisplatin-Chemo-therapie	Nein	Response, RFS, CSS	Hohe Expression	Pinho et al. 2009
Entwicklung eines Scoring-Systems aus 14 von 27 648 Genen	DNA, mRNA	cDNA, rt-PCR	27 Patienten mit cT2a-T3bN0M0 Patienten nach **neoadjuvanter** Chemotherapie	Ja	Response	Niedrige Expression	Takata et al. 2005, 2007
pRB, p16, p53	Protein	Immunhisto	39 Patienten mit pT2-T4 N0-2 mit **adjuvanter** Chemotherapie	Nein	CSS, OS	Hohe Expression, (keine Assoziation zu p53)	Jin et al. 2006
ERCC-1	Protein	Immunhisto	89 Patienten mit **adjuvanter** Cisplatin-Chemotherapie	Nein	PFS	ERCC-1-negative Patienten	Kim et al. 2010
MDR-1	mRNA	rt-PCR	108 Patienten nach **adjuvanter** Cisplatin-Chemotherapie	Nein	PFS	Niedrige Expression	Hoffmann et al. 2010
hENT1	Protein	Immunhisto	40 Patienten nach **adjuvanter** Cisplatin-Chemotherapie	Nein	OS	Hohe Expression	Matsumara et al. 2010

8.2.2 Klinische Studienergebnisse zur adjuvanten Chemotherapie

Der Stellenwert der adjuvanten Chemotherapie wird in der Literatur kontrovers diskutiert. Die Kontroversen sind darin begründet, dass einerseits im lokal-fortgeschrittenen, nodal-negativen Stadium (pT3-T4a pN0) die krebsspezifischen Überlebensraten nach radikaler Zystektomie bei lediglich 45–62% liegen bzw. bei Vorliegen einer lymphonodalen Metastasierung trotz extendierter Lymphadenektomie maximal 34–43% betragen (Stein 2001; Maderspacher 2003; Bruins 2009). Daher wird in manchen Studien der Überlebensvorteil einer adjuvanten Chemotherapie insgesamt als gering eingeschätzt (David 2007). Eine retrospektive multizentrische Analyse an 932 Patienten mit adjuvanter Chemotherapie (Gabe der Chemotherapie innerhalb von 90 Tagen postoperativ) nach radikaler Zystektomie ergab ein signifikant verbessertes Überleben im Vergleich zur Kontrollgruppe (HR: 0.83; 95%-CI: 0.72–0.97; p = 0.017). In dieser Studie entwickelten Patienten insbesondere dann einen prognostischen Vorteil, wenn zum Zeitpunkt der Zystektomie ein lokal fortgeschrittenes Stadium (≥ pT3a oder pN+) vorlag (HR: 0.75; 95%-CI: 0.72–0.90; p = 0.002) (Svatek 2010).

Eine der ersten prospektiv randomisierten Studien Mitte der 1990er-Jahre untersuchte den Stellenwert von 3 Zyklen Cisplatin-Monotherapie bei 77 Patienten mit lokal-fortgeschrittenem Blasenkarzinom (≥ pT3a oder pN+) und berichtete nach einem medianen Follow-up von 69 Monaten über keinen signifikanten Vorteil im Gesamtüberleben für den Chemotherapiearm (Studer 1994). Mögliche Ursachen für den fehlenden klinischen Benefit einer adjuvanten Chemotherapie in dieser Studie waren der Einsatz von Cisplatin als Monotherapeutikum, die relativ kleine Patientenanzahl, der Einschluss von Patienten mit lokal-begrenztem Karzinom (≤ pT2bpN0) und die Tatsache dar, dass aufgrund von starken Nebenwirkungen lediglich ca. 2/3 der Patienten die geplante Chemotherapie in voller Dosis erhielten. Dagegen wurde über einen signifikanten Überlebensvorteil einer cisplatinbasierten Polychemotherapie nach dem MVAC/MVEC-Schema in einer früheren prospektiv-randomisierten Studie berichtet, wobei diese Studie aufgrund eines frühzeitig sich abzeichnenden, statistisch signifikanten Unterschiedes zwischen beiden Gruppen zugunsten des adjuvanten Behandlungsarmes nach bereits 49 von initial geplanten 100 Patienten geschlossen wurde (Stöckle 1992). Eine bedeutende Limitation in der Interpretation dieser Studienergebnisse ist jedoch, dass Patienten im Kontrollarm im Falle eines Rezidivs keine palliative Chemotherapie erhielten und lediglich ca. 62% der Patienten im Behandlungsarm die geplante Therapie erhalten konnten. Diese Ergebnisse konnten jedoch im Rahmen einer Folgeauswertung dieser Studie an insgesamt 83 Patienten bestätigt werden, von denen 38 adjuvant nach dem ursprünglichen MVAC/MVEC-Chemotherapieschema behandelt wurden (Stöckle 1995).

In mehreren weiteren prospektiven Studien wurden dagegen unterschiedliche Ergebnisse zum Stellenwert der adjuvanten cisplatinbasierten Polychemotherapie berichtet. Freiha et al. (1996) konnten in einer Kohorte von 50 Patienten (hiervon 25 Patienten randomisiert für 4 Zyklen adjuvanter CMV-Chemotherapie) nach einem medianen Nachbeobachtungszeitraum von 62 Monaten zwar eine signifikant verlängerte progressionsfreie Zeit im Vergleich zum Kontrollarm bestätigen, aber nach Gabe einer CMV-Chemotherapie im Rezidivfall keinen Unterschied im Gesamtüberleben zwischen beiden Gruppen beobachten (Freiha et al. 1996). Weitere Gründe für eine Einschränkung der berichteten Evidenz aus den oben genannten prospektiv-randomisierten Studien stellen hauptsächlich statistische Überlegungen dar. Ein Vielzahl dieser Studien wurde wegen einer zu geringen Patientenrekrutierung vorzeitig geschlossen, so dass die gezogenen klinischen Schlussfolgerungen aufgrund einer zu geringen statistischen Teststärke (Underpowering) im Gegensatz zu den Ergebnissen aus neoadjuvanten

Studien in ihrer Aussagekraft limitiert sind (Stöckle 1992). Eine Metaanalyse aus fünf Phase-III-Studien zur adjuvanten cisplatinbasierten Chemotherapie ergaben einen signifikanten Überlebensvorteil bezogen auf das Gesamtüberleben mit einer relativen Risikoreduktion von 0.74 (95%-Cl: 0.62–0.88; p = 0.001) und einer signifikanten Verlängerung des rezidivfreien Überlebens auf 65% (95%-Cl: 0.54–0.78; p = 0.001). Hierbei ist anzumerken, dass eine signifikante Heterogenität in den einzelnen Ergebnissen der einzelnen prospektiven Studien nicht vorlag (Ruggeri 2006). Eine Einschränkung dieser Metaanalyse war jedoch, dass für die Auswertung des Gesamtüberlebens lediglich insgesamt 350 Patienten und für das rezidivfreie Überleben 273 Patienten berücksichtigt werden konnten (Ruggeri 2006). Weitere Ergebnisse für die äquivalente prognostische Bedeutung der adjuvanten im Vergleich zur neoadjuvanten Chemotherapie wurden von Milikan et al. (2001) Anfang der 1990er-Jahre berichtet. In dieser Studie wurden 140 Patienten mit lokal-fortgeschrittenem Tumorstadium in zwei Behandlungsarme randomisiert. Im ersten Behandlungsarm erhielten die Patienten zwei Zyklen MVAC-Chemotherapie, gefolgt von einer radikalen Zystektomie mit pelviner Lymphadenektomie und anschließender zusätzlicher Gabe weiterer dreier Zyklen MVAC-Chemotherapie. Im alternativen Behandlungsarm wurden nach radikalchirurgischer Therapie fünf Zyklen MVAC-Chemotherapie appliziert. Es fand sich zwischen beiden Gruppen kein signifikanter Unterschied im Überleben. Ferner war ein negativer Einfluss einer vorherigen neoadjuvanten Therapie auf die Möglichkeit der Durchführung einer radikalchirurgischen Therapie nicht nachweisbar, wobei umgekehrt bei primär radikalchirurgischem Vorgehen und adjuvanter Chemotherapie die festgestellten Toxizitätsereignisse für ihre Durchführung nicht limitierend waren (Millikan et al. 2001). Im Weiteren ergab eine prospektiv-randomisierte, multizentrische Studie an 327 Patienten mit lokal-fortgeschrittenem Blasenkarzinom, die die Effektivität von 3 Zyklen Cisplatin-Methotrexat-Chemotherapie im Vergleich zu 3 Zyklen MVEC-Chemotherapie untersuchte, keinen signifikanten Unterschied im Überleben bei einer signifikant geringeren Rate an Grad 3–4-Leukopenien (CM: 7%; MVEC: 22%, p = 0.0001) (Lehmann 2005).

8.2.3 Biomarker für die adjuvante Chemotherapie

Einer der ersten intensiv erforschten Biomarker für die Auswahl von Hochrisikopatienten für eine adjuvante Chemotherapie stellt das p53-Tumorsuppressorprotein dar. Esrig et al. (1994) konnten zeigen, dass die p53-Expression neben Tumorstadium, Tumorgrad und Lymphknotenstatus ein unabhängiger Risikofaktor für ein verringertes rezidivfreies und krebsspezifisches Überleben war und damit einen vielversprechenden Marker für den Einschluss von Patienten in adjuvanten Studien darstellt (Esrig 1994). Jedoch konnte im Rahmen einer prospektiven Untersuchung dem p53-Expressionsstatus allein keine prognostische Bedeutung beigemessen werden (Jin 2006). Vielmehr zeigte diese Studie, dass eine veränderte p16- und pRB-Expression besser mit dem Überleben nach adjuvanter Gemcitabine-Cisplatin-Amifostin-Chemotherapie korrelierte. Diese Daten deuten darauf hin, dass ein Multimarkermodell ein wesentlich geeigneteres Instrument als ein einzelner Marker für die Voraussage eines adjuvanten Therapieansprechens ist. Ein derartiges Modell wurde im Rahmen einer retrospektiven Untersuchung von Shariat et al. (2010) bei 692 Patienten mit lokal fortgeschrittenem Harnblasenkarzinom (pT3-T4 oder pN+) vorgeschlagen. Die untersuchten Marker waren p53, p21, p27 und pRB. Es zeigte sich, dass die Anzahl der eingeschlossenen Marker die prädiktive Genauigkeit eines prognostischen Basismodells, basierend auf verschiedenen klinischen und pathologischen Risikofaktoren, für das rezidivfreie und krebsspezifische Überleben signifikant um 3,9% und 4,3% (jeweils p < 0.001) erhöhte (Shariat et al. 2010).

Molekulare Marker könnten auch bei der prätherapeutischen Bestimmung der Chemosensitivität Verwendung finden. Der Marker ERCC-1 (Excision Repair Cross Complementing 1) ist ein Enzym, welches für den DNA-Repair nach Schädigung der DNA durch platinhaltige Chemotherapeutika eine Rolle spielt (Olaussen 2006). Eine aktuelle Studie konnte in-vitro zeigen, dass die cisplatinresistenten Blasenkarzinomzelllinien CI8-2 und CDDP10-3 eine 6-fach höhere ERCC-1-Expression als normale T-24-Karzinomzelllinien aufwiesen. Ferner konnte durch den Einsatz von inhibierender si-RNA die ERCC-1-Expression in strahlenresistenten Karzinomzellen gesenkt werden. Im Rahmen dieser Studie wurde auch die nukleäre Expression von ERCC-1 immunhistochemisch bei 22 Patienten mit muskelinvasiven Harnblasenkarzinom untersucht, welche sich einer blasenerhaltenden Therapie mittels transurethraler Resektion und Radiochemotherapie unterzogen hatten. Es zeigte sich, dass 75% der Patienten mit positiver ERCC-1-Expression kein Therapieansprechen hatten, wohingegen 12 der 14 Patienten (87,5%) mit negativer ERCC-1-Expression ein vollständiges Therapieansprechen aufwiesen (Kawashima 2011). Weitere Arbeiten zum fortgeschrittenen Stadium ergaben, dass eine positive ERCC-1-Expression mit einem signifikant niedrigeren progressionsfreien Überleben und Gesamtüberleben im Vergleich zu Patienten mit negativer Expression korrelierte und die ERCC-1-Expression ein unabhängiger Risikofaktor für das Überleben war (Bellmunt 2007; Kim 2010).

Ein weiteres Risikogen für ein vermindertes Therapieansprechen einer cisplatinbasierten Chemotherapie stellt das MDR-1-Gen dar (Multidrug Resistance Gene 1) dar. Es befindet sich auf Chromosom 7q21 und kodiert für ein transmembranäres Protein (P-Glykoprotein), welches unter Energieverbrauch die Ausschleusung von toxischen Stoffen aus einer Zelle steuert. Eine Auswertung der MDR-1- und ERCC-1-Expression bei 108 Patienten, die im Rahmen der AUO-Studie AB05/95 für drei Zyklen CM vs. MVEC randomisiert wurden, ergab, dass eine positive Korrelation zwischen der Höhe der MDR-1-Expression und einem verringertem Überleben insbesondere bei Patienten mit MVEC-Chemotherapie am ausgeprägtesten war (Hofmann 2010).

Ein weiterer vielversprechender Marker für das adjuvante Setting, welcher jedoch bisher nur bei Patienten mit metastasiertem Harnblasenkarzinom und GC-Chemotherapie untersucht wurde, stellt das Human Equilibrative Nucleoside Transporter 1 (hENT1)-Protein dar. Dieses Protein ist ein ubiquitäres Nukleosid-Transporterprotein, welches die intrazelluläre Bioverfügbarkeit von chemotherapeutischen Substanzen erhöhen kann. Bei Pankreaskarzinom konnte eine erhöhte Expression des hENT1-Proteins mit einem verbesserten Therapieansprechen einer Gemcitabine-Chemotherapie in Verbindung gebracht werden (Perez-Torras 2008). Immunhistochemische Vergleichsmessungen zur ERCC-1-Expression konnten beim metastasierten Harnblasenkarzinom zeigen, dass eine hohe hENT1-Expression ein unabhängiger Prädiktor für ein signifikant verlängertes Gesamtüberleben war (17,3 vs. 11,6 Monate; p = 0.003), wohingegen sich kein Unterschied im Überleben bei Patienten mit erhöhter oder erniedrigter ERCC-1-Expression zeigte (Matsumara 2010). Es bleibt jedoch abzuwarten, ob sich diese Daten für den adjuvanten Therapieansatz bestätigen lassen.

Ein wichtiges Enzym in der DNA- und RNA-Synthese stellt die Ribonucleotid-Reduktase (RNR) dar. Ihre biochemische Funktion besteht in der Synthese der DNA-Nukleotide, indem sie eine reduzierende Funktion auf die 2´-Hydroxygruppe von Nukleotiden ausübt und damit Ribonukleotide zu Desoxyribonukleotiden umwandelt. Sie kann somit als Bindeglied zwischen RNA und DNA angesehen werden und liegt insbesondere dann in aktiver Form vor, wenn stark proliferierende Zellen eine vermehrte DNA-Synthese durchführen oder DNA-Reparaturenzyme nach DNA-Schädigung durch Mutagene aktiviert werden. Die beiden M1- und M2-Subeinheiten der RNR können durch Gemcitabine in ihrer Enzymaktivität eingeschränkt werden. Patienten mit Carcinoma in-situ, muskelinvasiven und lymphogen metastasierten Harnblasenkarzinomen weisen im Vergleich zu Patienten mit low-grade Ta-T1-Karzinomen eine deutlich höhere RNR-M2-Expression auf. Ferner konnte gezeigt werden, dass eine Transfektion von UM-UC3-Blasenkarzinomzelllinien mit RNR-M2 siRNA über eine verminderte RNR-Expression zu einer Verminderung des Zellwachstums führt (Morikawa 2010). Zudem ergab eine Expressionsmessung an Zystektomiepräparaten von 84 Patienten mit muskelinvasivem Harnblasenkarzinom, von denen 70% ein lokal-fortgeschrittenes Tumorstadium hatten (AJCC-Stadium II: 30%; III: 38%; IV: 32%), dass eine erhöhte RNR-M1-Expression insbesondere bei Patienten < 70 Jahren vorlag und mit einem signifikant verbesserten Überleben korrelierte. Dagegen war eine niedrige Expression weder bei Patienten < 70 noch ≥ 70 Jahren mit einem verbesserten Überleben assoziiert (Harshman 2010). Somit ist es vorstellbar, dass über eine RNR-M1- und M2-Expressionsmessung bei Patienten < 70 Jahren Risikopatienten identifiziert werden können, die von einer adjuvanten Chemotherapie in besonderem Maße profitieren.

Ein weiteres Enzym, über welches die Chemosensitivität von Blasenkarzinomen gegenüber Doxorubicin und Epirubicin bestimmt werden kann, ist die Topoisomerase II. Dieses Enzym ist für die räumliche Anordnung der DNA (Entspannung der DNA-Superspirale) verantwortlich und weist eine erhöhte Enzymaktivität am Übergang der S- zur G2/M-Phase auf. Es zeigte sich, dass ein Zunahme des Topoisomerase-II-alpha-Index (definiert als Anzahl positiver Kerne im Feld mit der höchsten immunhistochemischen Expression) besonders bei high-grade Tumoren nachweisbar war und einen unabhängiger Risikofaktor für ein Tumorrezidiv und für das Gesamtüberleben darstellte (Koren 2003).

Zusammenfassen lässt sich somit festhalten, dass für eine verbesserte Indikationsstellung einer adjuvanten Chemotherapie bei Patienten mit lokal-fortgeschrittenem Harnblasenkarzinom eine Vielzahl von Risikomarkern in retrospektiven Analysen identifiziert worden ist, deren prognostische Bedeutung und Stellenwert als mögliche Angriffspunkte einer zielgerichteten Therapie im Rahmen prospektiver Studien weiter untersucht werden sollten. In ◼ Tab. 8.1 sind die wichtigsten Biomarker zur adjuvanten Chemotherapie mit aufgeführt.

Perioperative Radiotherapie und molekulare Marker

G. Gakis, A. Stenzl, *Molekulare Marker beim high-grade Harnblasenkarzinom*,
DOI 10.1007/978-3-662-49233-8_9, © Springer-Verlag Berlin Heidelberg 2016

9.1   Neoadjuvante Radiotherapie

In einer der größten retrospektiven Analysen zum onkologischen Stellenwert einer neoadjuvanten Radiotherapie an 338 Patienten mit T2-T4-Blasenkarzinom, die von 1960–1983 (Dosis: Mittelwert ± SD: 49,4 Gy ± 0.2) behandelt wurden, wurden folgende präoperative Faktoren mit einer verbesserten postoperativen pelvinen Kontrolle assoziiert: klinisches Stadium (p < 0.01), Hämoglobinkonzentration (p < 0.02), Harnstoffkonzentration im Serum (p < 0.05) und Geschlecht (Pollack 1994; Cole 1995). Es fand sich ein signifikant verbessertes krebsspezifisches Überleben für Patienten mit neoadjuvanter Vorbehandlung im Vergleich zur alleinigen Zystektomie, wobei die therapeutische Wirkung einer präoperativen Radiotherapie in einem Tumordownstaging lag und dieser Effekt bei Patienten mit einem T3-Tumorstadium am ausgeprägtesten war (Pollack 1997).

Dagegen bestätigten die meisten prospektiven Studien zum Stellenwert der präoperativen Radiotherapie zwar eine signifikant höhere Rate an pT0-Karzinomen und partieller Tumorgrößenreduktion, welche jedoch nicht in einem verbesserten tumorspezifischen Überleben ihren Ausdruck fand (Blackard 1972; Slack 1977; Anderström 1983; Smith 1997). Lediglich eine prospektive Studie an Patienten mit bilharzioseassoziiertem Harnblasenkarzinom zeigte ein marginale Verbesserung des krebsspezifischen Überleben bei Patienten mit neoadjuvanter pelviner Radiatio gegenüber Patienten mit alleiniger chirurgischer Therapie, wobei dieser Überlebensvorteil insbesondere bei Patienten mit lokal-fortgeschrittenem Tumor (cT3) am deutlichsten war (Ghoneim 1985).

Die bisherigen prospektiven Studien zur neoadjuvanten Radiotherapie weisen deutliche Einschränkungen in der Beurteilbarkeit der berichteten Ergebnisse auf. Bei insgesamt meist relativ kleinen Patientenkollektiven zwischen 44–140 Patienten wurden in vielen Studien meist Patienten mit lokal-fortgeschrittenem Tumorstadium (mindestens cT3) eingeschlossen. Ferner lag eine ungleichmäßige Verteilung der Patienten in die jeweiligen Behandlungsarme bei unterschiedlichen applizierten Gesamtstrahlendosen von 20–60 Gy vor (Blackhard 1972; Anderström 1983; Ghoneim 1985; Smith 1997). Eine weitere Einschränkung stellt die Tatsache dar, dass die meisten prospektiven Studien in den 1970er- und 1980er-Jahren durchgeführt wurden und somit unmittelbare Rückschlüsse auf deren aktuelle Bedeutung vor dem Hintergrund neuester technischer Entwicklungen auf dem Gebiet der medizinischen Strahlentechnologie nicht zuverlässig möglich sind (Balckard 1972; Slack 1977; Anderström 1983; Ghoneim 1985). Weiterhin mussten in einzelnen Studien bis zu 50% der Patienten bei der finalen Datenauswertung ausgeschlossen werden, da sie aufgrund von Toxizitäten nicht die geplante volle Therapiedosis erhalten konnten (Slack 1977). Eine Metaanalyse der bisher publizierten prospektiven Studien konnte daher keinen signifikanten Überlebensvorteil einer neoadjuvanten Radiotherapie gegenüber der alleinigen radikalen Zystektomie berichten (OR: 0.94; 95%-CI: 0.57–1.55) (Huncharek 1998), so dass nach den aktuellen europäischen Leitlinienempfehlungen die Durchführung einer neoadjuvante Radiotherapie hinsichtlich einer Verbesserung des Überlebens nicht empfohlen wird (Gakis 2012; Witjes 2014). Daher bleibt in Ermangelung aktueller prospektiver Studien der heutige Stellenwert einer präoperativen Radiotherapie mit moderner 3-D-konformaler Strahlentechnik oder intensitätsmodulierter Therapie unklar. Angesichts der hohen Morbidität einer präoperativen Radiotherapie mit einem etwa 40%igem erhöhten Risiko für intestinale Komplikationen bei einer im Vergleich zu alleiniger radikaler Zystektomie signifikant höheren Mortalitätsrate von 3,6% vs. 2,1% (Tomic 1997) könnten molekulare Marker zukünftig zu einer verbesserten Identifikation von Patienten führen, die in besonderem Maße von einer präoperativen Radiotherapie profitieren könnten.

Die immunhistochemische Expression des Tumorsuppressorproteins p53 wurde von Wu et al. (1996) bei 109 Patienten retrospektiv untersucht, welche neoadjuvant mit 50 Gy Gesamtdosis behandelt wurden. Eine erhöhte p53-Expression fand sich bei insgesamt 56% der Patienten. Bezogen auf das jeweilige Tumorstadium lag eine p53-Überexpression bei 60% der Patienten mit T2-Stadium, bei 42% mit T3a-Stadium und bei 63% mit T3b-Stadium vor. Allerdings war lediglich bei Patienten mit einem T3b-Tumorstadium ein prognostischer Wert einer erhöhten p53-Expression zu verzeichnen. Bei diesen Patienten war ein positiver im Gegensatz zu einem negativen p53-Expressionsnachweis mit einem signifikant geringeren 5-Jahres-Überleben, einer höheren Rate an Fernmetastasen und einer verringerten rezidivfreien Zeit verbunden, wobei der p53-Status lediglich bei T3b-Patienten ein unabhängiger Risikofaktor für das Überleben nach neoadjuvanter Radiotherapie und radikaler Zystektomie war (Wu et al. 1996). Daher könnte die Ermittlung des p53-Status bei der Rekrutierung von Patienten im Rahmen zukünftiger prospektiver Studien dazu beitragen, diejenigen Patienten mit cT3-Tumorstadium zu identifizieren, die neben einer neoadjuvanten Chemotherapie auch von einer zusätzlichen neoadjuvanten Radiotherapie profitieren.

Weitere Prognosemarker für ein Therapieansprechen einer neoadjuvanten Radiotherapie stellen der Antiapoptosemarker bcl-2 und das pRB-Protein dar. Pollack et al. (1997) konnten in ihrer Studie zeigen, dass die Expression beider Marker bei neoadjuvant radiotherapierten Patienten vom p53-Status unabhängig war (Pollack et al. 1997). Diese Ergebnisse sind wohl am ehesten auf die unterschiedlichen Signalwege beider Proteine bei der Zellapoptose und Zellzyklusregulation zurückzuführen. Ferner war ein negativer pRB-Expressionsnachweis mit einem Tumordownstaging und eine bcl-2-Überexpression mit einem Tumorupstaging verbunden. Weiterhin wiesen Patienten mit erhöhter bcl-2-Expression eine höhere Rate an Lokalrezidiven auf, wobei die Expressionen beider Apoptosemarker hinsichtlich der Voraussage eines Therapieansprechens voneinander unabhängig waren (Pollack 1997).

In einer nachfolgenden Studie zeigte sich, dass im Gegensatz zu klinischen Risikofaktoren für ein neoadjuvantes Therapieansprechen (Harnstauungsniere, transurethraler Resektionsstatus und Hämoglobinkonzentration) ein Verlust der pRB-Expression der einzige unabhängige Risikofaktor für ein verringertes rezidivfreies Überleben war (Agerbaek 2003). Ein Verlust der pRB-Expression scheint auf eine erhöhte Radiosensitivität von Blasenkarzinomen hinzudeuten und wäre somit ein weiterer molekularer Marker für eine verbesserte Indikationsstellung einer neoadjuvanten Radiotherapie bei Patienten mit invasivem Harnblasenkarzinom.

9.2 Adjuvante Radiotherapie

Der Vorteil einer adjuvanten im Vergleich zur neoadjuvanten Radiotherapie besteht – ähnlich wie bei der neoadjuvanten Chemotherapie – darin, dass die Risikostratifizierung genauer anhand histologischer Parameter im Zystektomiepräparat durchgeführt werden kann. Risikoorgane für einen Strahlenschaden nach postoperativer Radiatio stellen das Darmgewebe und die ureteroileale bzw. urethro-ileale Anastomose dar. Angesicht der hohen Rate von bis zu 40% an strahlenbedingten intestinalen Obstruktionen mit der Notwendigkeit einer chirurgischen Behandlung in einem Viertel dieser Fälle bei einer zu erwartenden Gesamtmortalitätsrate von bis zu 10%, muss die Entscheidung für eine adjuvante Radiotherapie eine möglichst hohe Sicherheit für einen hohen individuellen prognostischen Vorteil gewährleisten (Tomic 1997).

Es existieren in der aktuellen Literatur trotz mehrerer retrospektiver Analysen keine aktuellen prospektiven Studien zum Einsatz einer postoperativen Radiotherapie bei Patienten mit muskelinvasivem Urothelkarzinom der Harnblase. Dagegen zeigen Daten aus einer prospektiv randomisierten Studie zum schistomosenassoziierten muskelinvasiven Harnblasenkarzinom einen prognostischen Vorteil einer adjuvanten Radiotherapie. Von 236 Patienten mit pT3a-T4a-Harnblasenkarzinom erhielten 3 Patienten keine weitere Therapie, 75 Patienten eine Gesamtdosis von 37.5 Gy (im Rahmen einer mehrfachen täglichen Einzelbestrahlung (MDF) von je 1.25 Gy im Abstand von drei 3 Stunden) und 78 Patienten eine Gesamtdosis von 50 Gy (im Rahmen einer fünfwöchigen Therapie mit einer Tagesdosis von 2 Gy). Die 5-Jahres-krebsspezifischen Überlebensraten lagen bei mehrfach-täglicher Bestrahlung bei 39%, bei konventioneller Fraktionierung (CF) bei 44% und bei alleiniger radikaler Zystektomie bei 25%. Die pelvine Tumorfreiheit lag nach 5 Jahren bei der MDF-Gruppe bei 87%, bei der CF-Gruppe bei 93% und nach alleiniger Zystektomie bei lediglich 50%. Diese prognostischen Vorteile blieben nach statistischer Anpassung für alle Tumorentitäten, histologischen Grade und pathologischen Tumorstadien sowohl für das rezidivfreie Überleben als auch für die lokale Kontrolle bestehen. Neben dem pathologischen Tumorstadium, Tumorgrad und Lymphknotenstatus war die Durchführung einer postoperativen Strahlentherapie ein unabhängiger Parameter für ein verringertes krebsspezifisches Überleben und eine verbesserte pelvine Kontrolle. Ferner war die Rate an Spätkomplikationen bei Patienten mit MDF geringer als bei CF-Patienten (Zaghloul 1992).

Der Stellenwert molekularer Marker für die Indikationsstellung einer adjuvanten Radiotherapie ist im Gegensatz zur neoadjuvanten Indikation bisher nur unzureichend erforscht. Dennoch könnten die bisher im Rahmen von Biomarkerexpressionsanalysen gewonnen Erkenntnisse bei der radikalen Radiotherapie dazu dienen, die Indikationsstellung der adjuvanten Radiotherapie klarer zu definieren. Der hypoxieinduzierbare Transkriptionsfaktor 1 ist ein heterodimeres Protein (HIF-1αβ), welches für die Steuerung wichtiger Transkriptionsprozesse in der Zelle (u.a. Glykolyse, NO-induzierte Vasodilatation, Erythropoietinbildung, Elimination von freien Radikalen und Angiogenese) unter Hypoxiebedingungen wichtig ist (Wenger 2002). Die O_2-abhängige alpha-Untereinheit (HIF-1α) besitzt eine Schlüsselfunktion für den Abbau des aktiven Heterodimers durch Prolylhydroxylasen, wobei HIF-1α während einer Hypoxie rasch hochreguliert und innerhalb von Minuten wieder abgebaut wird (Jewell 2001), so dass ein entsprechender immunhistochemischer Nachweis meist nur unzureichend möglich ist. Aus diesem Grund sind für die Detektion einer zellulären Hypoxie weitere, chemisch stabilere, intrinsische und extrinsische Marker untersucht worden. Intrinsische Marker für eine zelluläre Hypoxie stellen die Enzyme Carboanhydrase IX (CAIX) und das Glucose-Transporter-1-Protein (GLUT-1) dar. Einen extrinsischen Marker für eine Hypoxie stellt die Stoffgruppe der Nitroimidazole dar. Ein bekannter Vertreter dieser Substanzklasse ist Pimonidazol, welcher eine strahlensensibilisierende Funktion (»Radiosensitizer«) besitzt und mittels entsprechender Antikörper im Zystektomiepräparat nachgewiesen werden kann (Wykoff 2000). Im Blasenkarzinomgewebe konnte anhand der Pimonidazol-Expression gezeigt werden, dass nach strahleninduzierter Hypoxie die Blutgefäßdichte zunahm (Hoskin 2004). Die Expressionen von CAIX, GLUT-1, Ki67 und CD 31/34 (als Gefäßmarker) wurden bei 64 Patienten untersucht, die an einer britischen Phase-II'-Studie zum Stellenwert der sog. ARCON-Behandlung beim muskelinvasiven Harnblasenkarzinom teilnahmen (radikale Radiotherapie mit begleitender Carbogen-Inhalation und oraler Nicotinamid-Gabe). Zum Vergleich der festgestellten Expressionen dienten die Expressionsmessungen an transurethralen Blasenkarzinomgeweben, die von 21 Patienten aus einer prospektiven Studie nach transurethraler Blasenresektion und vorheriger intravenöser Pimonidazol-Gabe stammten. In der prospektiven Kohorte zeigte sich, dass eine gute Kolokalisation von Pimonidazol einerseits und CAIX (Korrelationskoeffizient: 0.82,

Tab. 9.1 Molekulare Marker für die perioperative Radiotherapie und die multimodale blasenerhaltende Therapie (Legende: ARCON = radikale Radiotherapie mit begleitender Carbogen-Inhalation und oraler Nicotinamid-Gabe; CSS = krebsspezifisches Überleben; Downstaging = Tumorgrößenreduktion; rt-PCR = real-time Polymerase-Kettenreaktion; RFS = rezidivfreies Überleben; OS = Gesamtüberleben; Response= Therapieansprechen)

Biomarker	Detektionslevel	Detektionsmethode	Untersuchungskollektiv	Unabhängige Validierung	Outcome-Parameter	Biomarker-Status mit günstigen Outcome	Referenz
p53	Protein	Immunhisto	109 Patienten mit **neoadjuvanter** Radiotherapie bei cT2-T3b BCa	Nein	Metastasenrate, RFS, OS	Niedrige Expression (nur für pT3b)	Wu et al. 1996
pRB	Protein	Immunhisto	109 Patienten mit **neoadjuvanter** Radiotherapie	Nein	Downstaging	Niedrige Expression	Pollack et al. 1997
Bcl-2	Protein	Immunhisto	109 Patienten mit **neoadjuvanter** Radiotherapie	Nein	Downstaging	Niedrige Expression	
pRB	Protein	Immunhisto	108 Patienten vor **neoadjuvanter** Radiotherapie	Nein	Response	Niedrige Expression	Agerbaeck et al. 2003
CAIX, GLUT-1	Protein	Immunhisto	64 Patienten vor **ARCON-Therapie** (retrospektiv), 21 Kontrollpatienten mit TUR-B+Pimonidazol (prospektiv)	Nein	OS	Niedrige Expression (< 10%)	Hoskin et al. 2003
MRE11	Protein	Immunhisto	86 Patienten mit **radikaler Radiotherapie** (prospektive Studie)	Ja	CSS	Hohe Expression	Choudhury et al. 2010
Ki-67	Protein	Immunhisto	70 Patienten mit **trimodaler** Therapie	Nein	Response, lokale Kontrolle, CSS	Niedrige Expression (< 8,8%)	Rödel et al. 2000
ERCC-1	mRNA, Protein	rt-PCR, Zelllinien, Immunhisto	22 Patienten mit **trimodaler** Therapie	Nein	Response	Niedrige Expression	Kawashima et al. 2011
Her2/neu	Protein	Immunhisto	73 **trimodal** behandelte Patienten aus 4 prospektiven RTOG-Studien	Nein	Response, CSS, OS	Niedrige Expression	Chakravarti et al. 2005

p = 0.0001) sowie GLUT-1 (Korrelationskoeffizient: 0.74, p < 0.0001) andererseits vorlag. Bei Patienten mit positiver GLUT-1-/CAIX-Expression (definiert als > 10% Intensität) lag das mediane Gesamtüberleben nach 5 Jahren bei 32%/35% und bei negativer Expression bei 72%/71% (p = 0.001/p = 0.002), wobei beide Marker in der multivariaten Analyse unabhängige Parameter für das Gesamtüberleben waren (für CAIX: HR: 3.14, 95% CI 1.23–10.09, p = 0.03; für GLUT-1: HR: 3.21, 95% CI 1.16–10.22, p = 0.02) (Hoskin 2003). Die prognostische Bedeutung einer erhöhten CAIX-Expression konnte auch bei 202 Patienten nach radikaler Zystektomie im Stadium T2-T4 im Hinblick auf ein verringertes Gesamtüberleben bestätigt werden (p = 0.003). Ferner war eine erhöhte CAIX-Expression ein unabhängiger Risikofaktor für ein verringertes rezidivfreies Überleben (HR: 2.29; p = 0.001) und für das Gesamtüberleben (HR: 1.9; p < 0.001) nach radikaler Zystektomie (Klatte 2009). Zusammenfassend lässt sich somit aus diesen Daten schlussfolgern, dass eine Bestimmung beider Marker im Zystektomiepräparat diejenigen Patienten identifizieren könnte, die von einer adjuvanten Bestrahlung profitieren. ◨ Tab. 9.1 beinhaltet die wesentlichen molekularen Marker bei der neoadjuvanten und adjuvanten Radiotherapie.

Molekulare Marker und blasenerhaltende Therapien

G. Gakis, A. Stenzl, *Molekulare Marker beim high-grade Harnblasenkarzinom*,
DOI 10.1007/978-3-662-49233-8_10, © Springer-Verlag Berlin Heidelberg 2016

Eine multimodale blasenerhaltende Therapie stellt eine mögliche Alternative zur radikalen Zystektomie bei Patienten mit muskelinvasivem Harnblasenkarzinom dar (Gakis 2012). Sie besteht aus einer transurethralen Resektion des Blasentumors gefolgt von einer zeitgleich durchgeführten lokalen Radiatio und strahlensensibilisierenden, cisplatinbasierten Chemotherapie. Hierbei ist eine vollständige Resektion des Primärtumors zur Senkung der Lokalrezidivrate von entscheidender Bedeutung (Zietman 1998). Aufgrund der längeren onkologischen Langzeitergebnisse stellt die radikale Zystektomie die Therapie der Wahl dar, mit welcher sich alle blasenerhaltenden Therapieformen hinsichtlich ihrer onkologischen Effektivität messen lassen müssen. Obgleich direkte randomisierte Vergleichsstudien zum gegenwärtigen Zeitpunkt nicht vorliegen, zeigen die bisher publizierten Daten vergleichbare Langzeitergebnisse für das Gesamtüberleben zwischen Patienten, die mit einer trimodalen blasenerhaltenden Therapie im Vergleich zu einer radikalen Zystektomie behandelt wurden (Rene 2009).

Prospektive Studien zur trimodalen Therapie beruhen auf den folgenden drei zentralen Therapieprinzipien: Zu Beginn der Therapie wird eine möglichst vollständige transurethrale Resektion des Primärtumors angestrebt. Hiernach erfolgt eine cisplatinbasierte Polychemotherapie mit gleichzeitiger externer Strahlentherapie (bis maximal 64–65 Gy), begleitet von regelmäßigen zystoskopischen Kontrollen mittels Urinzytologie und transurethraler Resektion, die zur Evaluation des Therapieansprechens im Abstand von 4–6 Wochen nach Einleitung der Radiochemotherapie bei den meisten Protokollen vorgesehen waren (Kaufman 2000). Nach Abschluss der trimodalen Therapie sind engmaschige Nachkontrollen mittels Zystoskopie, Zytologie und Bildgebung notwendig, um rechtzeitig Rezidive zu erkennen und einer Salvage-Zystektomie zuzuführen (Kaufman 2000).

Dieser therapeutische Algorhythmus wurde als Folge der geringen onkologischen Erfolgsraten von Monotherapieformen (Chemotherapie, transuretheralen Resektion oder Radiotherapie) entwickelt, welche sich nicht als gleichwertig gegenüber der radikalen Zystektomie oder trimodalen Therapie bewährt haben (Witjes 2015). Zudem zeigten prospektive Studien, dass eine bimodale Therapie bestehend aus einer TUR-B mit Chemotherapie im Vergleich zur trimodalen Therapie mit einer geringeren T0-Rate und einem geringeren Überleben verbunden war. Sternberg et al. (2003) konnte bei 104 Patienten zeigen, dass die T0-Rate nach bimodaler Therapie mittels TUR-B und MVAC-Chemotherapie bei lediglich 49% lag, wobei 66% der Patienten eine Salvage-Zystektomie im Verlauf benötigten (Sternberg et al. 2003). Aktuelle prospektive und retrospektive Studien zur trimodalen Therapie berichten über T0-Ansprechraten von 67–74% und eine deutlich niedrigere Rate an Salvage-Zystektomien von 35% (Hagan 2003; Ibrahim 2007). Eine Zystektomie aus Gründen einer eingeschränkten Blasenkapazität wurde bei lediglich 2% der Patienten im Langzeitverlauf beschrieben (Rödel 2002).

Daher stellt sich die Frage, ob durch den Einsatz molekularer Marker Patienten besser identifiziert werden können, die eher einer trimodalen blasenerhaltenden Therapie zugeführt werden sollten. Rödel et al. (2000) untersuchten bei 70 Patienten mit trimodaler Therapie bei muskelinvasivem Harnblasenkarzinom den Apoptoseindex und die Expressionen der Marker Ki-67, p53 und bcl-2. Es zeigte sich, dass lediglich ein erhöhter Apoptoseindex (> Median = 1,6%) und ein erhöhter Ki-67-Index (> Median = 8,8%) unabhängige Parameter für das Risiko einer Salvage-Zystektomie nach 5 Jahren waren. Zudem korrelierten beide Marker zuverlässig mit dem initialen Therapieansprechen ($p < 0.001$), der lokalen Tumorkontrolle nach 5 Jahren ($p = 0.0002$) und dem 5-Jahres-krebsspezifischen-Überleben ($p = 0.008$) (Rödel 2000).

Ein weiterer Signalweg, der besondere Bedeutung für eine rezeptorbasierte Therapie in der Zukunft haben könnte, stellt der EGF-Rezeptorweg dar. Die entsprechenden Gene (Erb-1 bzw. Erb-2) kodieren für den epidermalen Wachstumsrezeptor (Epidermal Growth Factor Receptor,

EGFR) bzw. für das Her-2/neu-Protein. Die Expressionen beider Marker konnten im Rahmen einer immunhistochemischen Auswertung von 73 Patienten mit T2-T4a-Blasenkarzinom, die im Rahmen von vier prospektiven RTOG-Studien (8802, 8903, 9506 und 9706) zur trimodalen Therapie eingeschlossen wurden, näher untersucht werden. Eine positiver EGFR-Expressionsnachweis war sowohl mit einem verringerten krebsspezifischen Überleben bei Patienten mit intakter Harnblase (p = 0.021) als auch mit einem verringerten Gesamtüberleben (p = 0.042) signifikant assoziiert. Eine erhöhte EGFR-Expression war neben weiteren Risikofaktoren, wie Tumorstadium, Tumorgrad, makroskopisch vollständiger Tumorresektion und Patientenalter, ein unabhängiger Risikofaktor für ein verringertes tumorspezifisches Überleben. Im Gegensatz dazu war eine positive Her-2/neu-Expression lediglich ein unabhängiger Prädiktor für ein verringertes therapeutisches Ansprechen (50% vs. 81%; p = 0.026). Interessanterweise waren die Markerexpressionen p53, p16 und pRB nicht mit einem Therapieansprechen oder Überlebensunterschied verbunden (Chakravati 2005). Hieraus ergibt sich die Möglichkeit, mittels spezifischer monoklonaler EGFR-Antikörper (Cetuximab) oder EGFR- (Gefitinib, Erlotinib) und Her-2/neu-Rezeptorblockern (Trastuzumab) die Proliferation von Tumorzellen beim muskelinvasiven Blasenkarzinom zu reduzieren und damit eine Verbesserung der onkologischen Ergebnisse einer trimodalen Therapie durch Addition einer zielgerichteten Therapieform zu erzielen (Jimenez 2001; Krüger 2002).

Diese vielversprechenden Ergebnisse führten zur Initiierung einer Phase-II-Studie (RTOG-0524), die als primären Endpunkt die klinische Sicherheit (Kardiotoxizität) einer kombinierten Therapie von Trastuzumab und einer Polychemotherapie (bestehend aus Carboplatin nach AUC5, Paclitaxel und Gemcitabine) hatte. Diese Studie schloss Patienten ein, die aufgrund von Komorbiditäten nicht einer Zystektomie zugeführt werden konnten. Bei einer maximalen Grad-3-Kardiotoxität bei 4,5% der Patienten war ein positiver Her-2-Expressionsnachweis bei 49% der Patienten immunhistochemisch nachweisbar, wobei 59% der Patienten ein partielles und 11% ein vollständiges Therapieansprechen im Verlauf zeigten (Hussain 2007). Patienten mit positiver Her-2/neu-Expression hatten zudem eine signifikant höhere Anzahl an viszeralen Metastasen, welche bei Patienten mit fortgeschrittener Harnblasenkarzinomerkrankung mit einer schlechteren Prognose behaftet sind (Bellmunt 2002, 2009; von der Maase 2005).

Der MRE-RAD50-NBS-Komplex ist von zentraler Bedeutung für den Erhalt von Telomerenden nach Induktion eines DNA-Doppelstrangbruchs durch ionisierende Strahlung (Lamarche 2010). Hierbei spielt das MRE11-Protein eine wichtige Rolle für die Stabilität des DNA-Proteinkomplexes. Die prognostische Bedeutung der MRE11-Expression wurde an zwei unabhängigen Kohorten mit jeweils 86 Patienten mit radikaler Radiotherapie und 88 Patienten mit radikaler Zystektomie untersucht. Zusätzlich wurde zur Validierung der Ergebnisse der radikalen Radiotherapie prospektiv eine unabhängige Kohorte herangezogen. Es zeigte sich, dass bei Patienten nach radikaler Radiotherapie eine geringere MRE11-Expression mit einem verringerten krebsspezifischen Überleben assoziiert war, wohingegen sich bei Patienten nach radikaler Zystektomie keine Korrelation mit dem Überleben fand. Weiterhin war bei Vorliegen einer erhöhten MRE11-Expression das 3-Jahres-tumorspezifische-Überleben bei Patienten nach radikaler Radiotherapie höher als nach Zystektomie (70% vs. 54%, p = 0.021). Die Autoren schlussfolgerten daraus, dass Patienten mit erhöhter MRE11-Expression eher von einer radikalen Radiotherapie als von einer Zystektomie profitieren. Allerdings muss einschränkend zu diesen Daten erwähnt werden, dass für die Zystektomiekohorte keine prospektive validierte Vergleichsgruppe vorlag (Choudhury 2010).

Ein weiterer wichtiger Biomarker für eine verbesserte Voraussage eines Therapieansprechens nach trimodaler Therapie ist das ERCC1-Protein, welches als DNA-Reparaturenzym fungiert.

Eine immunhistochemische Studie ergab, dass 12 von 14 Patienten mit negativer ERCC1-Expression ein vollständiges Therapieansprechen aufwiesen, wohingegen 6 von 8 Patienten (75%) mit positiver ERCC1-Expression kein Therapieansprechen zeigten (p = 0.008) (Kawashima 2011). Diese Ergebnisse legen nahe, dass Patienten mit positiver ERCC1-Expression nicht von einem trimodalen Ansatz profitieren und daher primär einer radikalen Zystektomie zugeführt werden sollten.

Insgesamt stellen somit der Apoptoseindex, der Ki67-Index, der EGFR- und Her-2/neu-Rezeptorweg und die Proteine MRE11 und ERCC1 mögliche Marker dar, die bei der Patientenrekrutierung für eine trimodale Therapie im Rahmen prospektiv randomisierter Studien weiter untersucht werden sollten. ◘ Tab. 9.1 beinhaltet die wichtigsten molekularen Marker für die neoadjuvante und adjuvante Radiotherapie sowie für die blasenerhaltende multimodale Therapie.

Serviceteil

G. Gakis, *Molekulare Marker beim high-grade Harnblasenkarzinom*,
DOI 10.1007/978-3-662-49233-8, © Springer-Verlag Berlin Heidelberg 2016

Literatur

Abdulamir AS, et al. (2009). Tumor markers of bladder cancer: the schistosomal bladder tumors versus non-schistosomal bladder tumors. J Exp Clin Cancer Res 28: 27. doi: 10.1186/1756-9966-28-27.

Agerbaek M, et al. (2003). Retinoblastoma protein expression is an independent predictor of both radiation response and survival in muscle-invasive bladder cancer. Br J Cancer 89(2): 298-304.

Alberg AJ, et al. (2007). A prospective cohort study of bladder cancer risk in relation to active cigarette smoking and household exposure to secondhand cigarette smoke. Am J Epidemiol 165(6): 660-6.

Als AB, et al. (2007). Emmprin and survivin predict response and survival following cisplatin-containing chemotherapy in patients with advanced bladder cancer. Clin Cancer Res 13 (15 Pt 1): 4407-14.

Altman DG, et al. (2000). What do we mean by validating a prognostic model? Stat Med 19(4): 453-73.

Alwine JC, et al. (1977). Method for detection of specific RNAs in agarose gels by transfer to diazobenzyloxymethyl-paper and hybridization with DNA probes. Proc Natl Acad Sci U S A 74(12): 5350-4.

Amin, M (2009). Histological variants of urothelial carcinoma: diagnostic, therapeutic and prognostic implications. Mod Pathol 22 (Suppl 2): S96-S118.

Amin MB, et al. (1994). Micropapillary variant of transitional cell carcinoma of the urinary bladder. Histologic pattern resembling ovarian papillary serous carcinoma. Am J Surg Path 18(12): 1224-32.

Anderström C, et al. (1983). A prospective randomized study of preoperative irradiation with cystectomy or cystectomy alone for invasive bladder carcinoma. Eur Urol 9(3): 142-7.

Aparicio LA, et al. (2014). Role of the microtubule-targeting drug vinflunine on cell-cell adhesions in bladder epithelial tumour cells. BMC Cancer 14: 507. doi: 10.1186/1471-2407-507.

Ather MH, et al. (2009). Predicting recurrence and progression in non-muscle-invasive bladder cancer using European organization of research and treatment of cancer risk tables. Urol J 6(3): 189-93.

Aziz A, et al. (2010). Improved cancer-specific survival in patients with carcinoma invading the bladder muscle expressing cyclooxygenase-2. BJU Int. doi: 10.1111/j.1464-410X.2010.09909.x.

Bahnson RR, et al. (1994). Absence of immunohistochemical metallothionein staining in bladder tumor specimens predicts response to neoadjuvant cisplatin, methotrexate and vinblastine chemotherapy. J Urol 152(6 Pt 2): 2272-5.

Bajorin DF, et al. (1999). Long-term survival in metastatic transitional-cell carcinoma and prognostic factors predicting outcome of therapy. J Clin Oncol 17(10): 3173-81.

Bakkar AA, et al. (2003). FGFR3 and TP53 gene mutations define two distinct pathways in urothelial cell carcinoma of the bladder. Cancer Res 63(23): 8108-12.

Balkwill F, et al. (2001). Inflammation and cancer: back to Virchow? Lancet 357(9255): 539-45.

Bartoletti R, et al. (2005). Qualitative and quantitative analysis of angiogenetic factors in transitional cell bladder carcinoma: relationship with clinical course at 10 years follow-up. Oncol Rep 14(1): 251-5.

Bassi P, et al. (1998). Neo-adjuvant M-VAC of invasive bladder cancer: G.U.O.N.E. multicenter phase III trial. Eur Urol 33: 142 (abstract 567).

Bassi P, et al. (2009). Postoperative nomogram for invasive bladder cancer: Does it really work? A multicenter cohort study. Urol Oncol. doi:10.1016/j.urolonc.2009.08.010.

Bastian PJ, et al. (2008). Macroscopic, but not microscopic, perivesical fat invasion at radical cystectomy is an adverse predictor of recurrence and survival. BJU Int 101(4): 450-4.

Battifora, H (1986). The multitumor (sausage) tissue block: novel method for immunohistochemical antibody testing. Lab Invest 55(2): 244-8.

Bellmunt J, et al. (2002). Pretreatment prognostic factors for survival in patients with advanced urothelial tumors treated in a phase I/II trial with paclitaxel, cisplatin, and gemcitabine. Cancer 95(4): 751-7.

Bellmunt J, et al. (2007). Gene expression of ERCC1 as a novel prognostic marker in advanced bladder cancer patients receiving cisplatin- based chemotherapy. Ann Oncol 18(3): 522-8.

Bellmunt J, et al. (2009). Phase III trial of vinflunine plus best supportive care compared with best supportive care alone after a platinum-containing regimen in patients with advanced transitional cell carcinoma of the urothelial tract. J Clin Oncol 27(27): 4454-61.

Bindels EM, et al. (2001). Influence of the microenvironment on invasiveness of human bladder carcinoma cell lines. Virchows Arch 439(4): 552-9.

Birkhahn M, et al. (2007). Molecular markers for bladder cancer: the road to a multimarker approach. Expert Rev Anticancer Ther 7(12): 1717-27.

Bjerregaard BK, et al. (2006). Tobacco smoke and bladder cancer - in the European Prospective Investigation into Cancer and Nutrition. Int J Cancer 119(10): 2412-6.

Blackard CE, et al. (1972). Results of a clinical trial of surgery and radiation in stages II and 3 carcinoma of the bladder. J Urol 108(6): 875-8.

Böcker W, et al. (2008). Pathologie. München.

Boudreaux KJ Jr, et al. (2009). Comparison of american joint committee on cancer pathological stage T2a versus T2b urothelial carcinoma: analysis of patient outcomes in organ confined bladder cancer. J Urol 181(2): 540-5.

Boudreaux KJ Jr, et al. (2009). Comparison of American Joint Committee on Cancer pathologic stage T3a versus T3b urothelial carcinoma: analysis of patient outcomes. Cancer 115(4): 770-5.

Brown NS, et al. (2000). Thymidine phosphorylase induces carcinoma cell oxidative stress and promotes secretion of angiogenic factors. Cancer Res 60(22): 6298-302.

Bruins HM, et al. (2009). Clinical outcomes and recurrence predictors of lymph node positive urothelial cancer after cystectomy. J Urol 182(5): 2182-7.

Burger M, et al. (2013). Photodynamic diagnosis of non-muscle-invasive bladder cancer with hexaminolevulinate cystoscopy: a meta-analysis of detection and recurrence based on raw data. Eur Urol 64(5): 846-54.

Camp RL, et al. (2000). Validation of tissue microarray technology in breast carcinoma. Lab Invest 80(12): 1943-9.

Camp RL, et al. (2008). A decade of tissue microarrays: progress in the discovery and validation of cancer biomarkers. J Clin Oncol 26(34): 5630-7.

Canna K, et al. (2005). The relationship between tumour T-lymphocyte infiltration, the systemic inflammatory response and survival in patients undergoing curative resection for colorectal cancer. Br J Cancer 92(4): 651-4.

Canter D, et al. (2011). Clinicopathological outcomes after radical cystectomy for clinical T2 urothelial carcinoma: further evidence to support the use of neoadjuvant chemotherapy. BJU Int 107(1): 58-62.

Cantwell MM, et al. (2006). Reproductive factors, exogenous hormone use and bladder cancer risk in a prospective study. Int J Cancer 119(10): 2398-401.

Catto JW, et al. (2010). The application of artificial intelligence to microarray data: identification of a novel gene signature to identify bladder cancer progression. Eur Urol 57(3): 398-406.

Chakravarti A, et al. (2005). Expression of the epidermal growth factor receptor and Her-2 are predictors of favorable outcome and reduced complete response rates, respectively, in patients with muscle-invading bladder cancers treated by concurrent radiation and cisplatin-based chemotherapy: a report from the Radiation Therapy Oncology Group. Int J Radiat Oncol Biol Phys 62(2): 309-17.

Chatterjee SJ, et al. (2004). Hyperphosphorylation of pRb: a mechanism for RB tumour suppressor pathway inactivation in bladder cancer. J Pathol 203(3): 762-70.

Chellappan SP, et al. (1991). The E2F transcription factor is a cellular target for the RB protein. Cell 65(6): 1053-61.

Chen W, et al. (2004). A prototype for unsupervised analysis of tissue microarrays for cancer research and diagnostics. IEEE Trans Inf Technol Biomed 8(2): 89-96.

Choudhury A, et al. (2010). MRE11 expression is predictive of cause-specific survival following radical radiotherapy for muscle-invasive bladder cancer. Cancer Res 70(18): 7017-26.

Chu P, et al. (2000). Cytokeratin 7 and cytokeratin 20 expression in epithelial neoplasms: a survey of 435 cases. Mod Pathol 13(9): 962-72.

Cina SJ, et al. (2001). Correlation of Ki-67 and p53 with the new World Health Organization/International Society of Urological Pathology Classification System for Urothelial Neoplasia. Arch Pathol Lab Med 125(5): 646-51.

Cole CJ, et al. (1995). Local control of muscle-invasive bladder cancer: preoperative radiotherapy and cystectomy versus cystectomy alone. Int J Radiat Oncol Biol Phys 32(2): 331-40.

Collaboration, ABC, Meta-analysis (2003). Neoadjuvant chemotherapy in invasive bladder cancer: a systematic review and meta-analysis. Lancet 361(9373): 1927-34.

Collaboration, ABC, Meta-analysis (2005). Neoadjuvant chemotherapy in invasive bladder cancer: update of a systematic review and meta-analysis of individual patient data advanced bladder cancer (ABC) meta-analysis collaboration. Eur Urol 48(2): 202-5.

Cooper DN, et al. (1988). The CpG dinucleotide and human genetic disease. Hum Genet 78(2): 151-5.

Copp HL, et al. (2006). Prospective evaluation of the prognostic relevance of molecular staging for urothelial carcinoma. Cancer 107(1): 60-6.

Cote RJ, et al. (2005). Promoter hypermethylation: a new therapeutic target emerges in urothelial cancer. J Clin Oncol 23(13): 2879-81.

Cowan JD, et al. (2006). Cruella: developing a scalable tissue microarray data management system. Arch Pathol Lab Med 130(6): 817-22.

Cox D (1972). Regression models and life tables. J R Stat Soc Series B 34: 187-220.

Dahm P, et al. (2003). Malignant non-urothelial neoplasms of the urinary bladder: a review. Eur Urol 44(6): 672-81.

Dalbagni G, et al. (2007). Prospective evaluation of p53 as a prognostic marker in T1 transitional cell carcinoma of the bladder. BJU Int 99(2): 281-5.

Dameron KM, et al. (1994). Control of angiogenesis in fibroblasts by p53 regulation of thrombospondin-1. Science 265(5178): 1582-4.

Datta MW, et al. (2005). A simple inexpensive method for the production of tissue microarrays from needle biopsy specimens: examples with prostate cancer. Appl Immunohistochem Mol Morphol 13(1): 96-103.

David KA, et al. (2007). Low incidence of perioperative chemotherapy for stage III bladder cancer 1998 to 2003: a report from the National Cancer Data Base. J Urol 178(2): 451-4.

Dinney CP, et al. (1995). Isolation and characterization of metastatic variants from human transitional cell carcinoma passaged by orthotopic implantation in athymic nude mice. J Urol 154(4): 1532-8.

Duggan DJ, et al. (1999). Expression profiling using cDNA microarrays. Nat Genet 21(1 Suppl): 10-4.

Efron B (1979). Bootstrap Methods: Another Look at the Jackknife. Ann Statist 7(1): 1-26.

Eisenhauer EA, et al. (2009). New response evaluation criteria in solid tumours: revised RECIST guideline (version 1.1). Eur J Cancer 45(2): 228-47.

el-Deiry WS, et al. (1993). WAF1, a potential mediator of p53 tumor suppression. Cell 75(4): 817-25.

el-Mekresh M, et al. (2009). Prediction of survival after radical cystectomy for invasive bladder carcinoma: risk group stratification, nomograms or artificial neural networks? J Urol 182(2): 466-72.

Esrig D, et al. (1994). Accumulation of nuclear p53 and tumor progression in bladder cancer. N Engl J Med 331(19): 1259-64.

Euler U von (1935). Über die spezifische blutdrucksenkende Substanz des menschlichen Prostata- und Samenblasensekrets. Wien Klin Wochenschr 14(33): 1182–3.

Fergenbaum JH, et al. (2004). Loss of antigenicity in stored sections of breast cancer tissue microarrays. Cancer Epidemiol Biomarkers Prev 13(4): 667-72.

Ferrucci LM, et al. (2010). Meat and components of meat and the risk of bladder cancer in the NIH-AARP Diet and Health Study. Cancer 116(18): 4345-53.

Font A, et al. (2011). BRCA1 mRNA expression and outcome to neoadjuvant cisplatin-based chemotherapy in bladder cancer. Ann Oncol 22(1): 139-44.

Freiha F, et al. (1996). A randomized trial of radical cystectomy versus radical cystectomy plus cisplatin, vinblastine and methotrexate chemotherapy for muscle invasive bladder cancer. J Urol 155(2): 495-9.

Gaisa NT, et al. (2008). Insights from a whole cystectomy specimen - association of primary small cell carcinoma of the bladder with transitional cell carcinoma in situ. Hum Pathol 39(8): 1258-62.

Gaisa NT, et al. (2010). Tumour node metastasis staging of bladder cancer: prognosis versus pitfalls. Curr Opin Urol 20(5): 398-403.

Gakis G, et al. (2011). Comparison of the new American Joint Committee on Cancer substratification in node-negative pT2 urothelial carcinoma of the bladder: analysis of patient outcomes in a contemporary series. BJU Int 107(6): 919-23.

Gakis G, et al. (2011). Development of a new outcome prediction model in carcinoma invading the bladder based on preoperative serum C-reactive protein and standard pathological risk factors: the TNR-C score. BJU Int. doi: 10.1111/j.1464-410X.2011.10234.x.

Gakis G, et al. (2013). ICUD-EAU International Consultation on Bladder Cancer 2012: Radical cystectomy and bladder preservation for muscle-invasive urothelial carcinoma of the bladder. Eur Urol 63(1): 45-57.

Gakis G, et al. (2015). Fluorescence-guided bladder tumour resection: impact on survival after radical cystectomy. World J Urol 33(10):1429-37.

García-Closas M, et al. (2005). NAT2 slow acetylation, GSTM1 null genotype, and risk of bladder cancer: results from the Spanish Bladder Cancer Study and meta-analyses. Lancet 366(9486): 649-59.

Garcia-Closas M, et al. (2006). Genetic variation in the nucleotide excision repair pathway and bladder cancer risk. Cancer Epidemiol Biomarkers Prev 15(3): 536-42.

Ghoneim MA, et al. (1985). Randomized trial of cystectomy with or without preoperative radiotherapy for carcinoma of the bilharzial bladder. J Urol 134(2): 266-8.

Ghoneim MA, et al. (2008). Radical cystectomy for carcinoma of the bladder: 2,720 consecutive cases 5 years later. J Urol 180(1): 121-7.

Gill JG, et al. (2011). Snail and the miR-200 Family Act in Opposition to Regulate EMT and Germ Layer Fate Restriction in Differentiating ES Cells. Stem Cells. doi: 10.1002/stem.628.

Goldblatt M (1935). Properties of human seminal plasma. J Physiol 84(2): 208-18.

Goldsby RA, et al. (2003). Enzyme-Linked Immunosorbent Assay. In: Freeman WH Immunology. New York, pp 148-50.

Gorr TA, et al. (2006). Sensing and responding to hypoxia via HIF in model invertebrates. J Insect Physiol 52(4): 349-64.

Gronlund B, et al. (2004). Should CA-125 response criteria be preferred to response evaluation criteria in solid tumors (RECIST) for prognostication during second-line chemotherapy of ovarian carcinoma? J Clin Oncol 22(20): 4051-8.

Grossfeld GD, et al. (1997). Thrombospondin-1 expression in bladder cancer: association with p53 alterations, tumor angiogenesis, and tumor progression. J Natl Cancer Inst 89(3): 219-27.

Grossman HB, et al. (2000). Expression of the alpha6beta4 integrin provides prognostic information in bladder cancer. Oncol Rep 7(1): 13-6.

Grossman HB, et al. (2003). Neoadjuvant chemotherapy plus cystectomy compared with cystectomy alone for locally advanced bladder cancer. N Engl J Med 349(9): 859-66.

Grossman HB, et al. (2006). Evaluation of Ki67, p53 and angiogenesis in patients enrolled in a randomized study of neoadjuvant chemotherapy with or without cystectomy: a Southwest Oncology Group Study. Oncol Rep 16(4): 807-10.

Guha N, et al. (2010). Bladder cancer risk in painters: a meta-analysis. Occup Environ Med 67(8): 568-73.

Hagan MP, et al. (2003). RTOG 97-06: initial report of a phase I-II trial of selective bladder conservation using TURBT, twice-daily accelerated irradiation sensitized with cisplatin, and adjuvant MCV combination chemotherapy. Int J Radiat Oncol Biol Phys 57(3): 665-72.

Haraguchi M, et al. (2008). Snail regulates cell-matrix adhesion by regulation of the expression of integrins and basement membrane proteins. J Biol Chem 283(35): 23514-23.

Harrell FE Jr, et al. (1996). Multivariable prognostic models: issues in developing models, evaluating assumptions and adequacy, and measuring and reducing errors. Stat Med 15(4): 361-87.

Harshman LC, et al. (2010). Ribonucleotide reductase subunit M1 expression in resectable, muscle-invasive urothelial cancer correlates with survival in younger patients. BJU Int 106(11): 1805-11.

Hegele A, et al. (2010). CA19.9 and CEA in transitional cell carcinoma of the bladder: serological and immunohistochemical findings. Anticancer Res 30(12): 5195-200.

Helpap B, et al. (2000). Assessment of basal cell status and proliferative patterns in flat and papillary urothelial lesions: a contribution to the new WHO classification of the urothelial tumors of the urinary bladder. Hum Pathol 31(6): 745-50.

Helzlsouer KJ, et al. (2006). C-reactive protein levels and subsequent cancer outcomes: results from a prospective cohort study. Eur J Cancer 42(6): 704-7.

Hengartner, M (2000). The biochemistry of apoptosis. Nature 407(6805): 770-6.

Hernández S, et al. (2006). Prospective study of FGFR3 mutations as a prognostic factor in nonmuscle invasive urothelial bladder carcinomas. J Clin Oncol 24(22): 3664-71.

Hernández S, et al. (2005). FGFR3 and Tp53 mutations in T1G3 transitional bladder carcinomas: independent distribution and lack of association with prognosis. Clin Cancer Res 11(15): 5444-50.

Hernández V, et al. (2011). External validation and applicability of the EORTC risk tables for non-muscle-invasive bladder cancer. World J Urol 29(4): 409-14.

Herrmann E, et al. (2009). Endothelin-A-receptor antagonism with atrasentan exhibits limited activity on the KU-19-19 bladder cancer cell line in a mouse model. J Cancer Res Clin Oncol 135(10): 1455-62.

Hess MJ, et al. (2003). Bladder cancer in patients with spinal cord injury. J Spinal Cord Med 26(4): 335-8.

Heudel P, et al. (2009). Micropapillary bladder cancer: a review of Léon Bérard Cancer Center experience. BMC Urol 9(5).

Hillemanns P, et al. (2015). A randomized study of hexaminolevulinate photodynamic therapy in patients with cervical intraepithelial neoplasia 1/2. Am J Obstet Gynecol 212(4): 465 e1-7.

Hilsenbeck SG, et al. (1992). Why do so many prognostic factors fail to pan out? Breast Cancer Res Treat 22(3): 197-206.

Hoffmann AC, et al. (2010). Neoplasia. MDR1 and ERCC1 expression predict outcome of patients with locally advanced bladder cancer receiving adjuvant chemotherapy. Neoplasia 12(8): 628-36.

Holick CN, et al. (2005). Intake of fruits and vegetables, carotenoids, folate, and vitamins A, C, E and risk of bladder cancer among women (United States). Cancer Causes Control 16(10): 1135-45.

Holick CN, et al. (2006). A prospective study of fish, marine fatty acids, and bladder cancer risk among men and women (United States). Cancer Causes Control 17(9): 1163-73.

Holick CN, et al. (2007). Prospective study of body mass index, height, physical activity and incidence of bladder cancer in US men and women. Int J Cancer 120(1): 140-6.

Hong SJ, et al. (2008). Nomograms for prediction of disease recurrence in patients with primary Ta, T1 transitional cell carcinoma of the bladder. J Korean Med Sci 23(3): 428-33.

Hoskin PJ, et al. (2004). The immunohistochemical assessment of hypoxia, vascularity and proliferation in bladder carcinoma. Radiother Oncol 72(2): 159-68.

Hoskin PJ, et al. (2003). GLUT1 and CAIX as intrinsic markers of hypoxia in bladder cancer: relationship with vascularity and proliferation as predictors of outcome of ARCON. Br J Cancer 89(7): 1290-7.

Huncharek M, et al. (1998). Planned preoperative radiation therapy in muscle invasive bladder cancer; results of a meta-analysis. Anticancer Res 18(3B): 1931-4.

Hussain M, et al. (2001). Combination paclitaxel, carboplatin, and gemcitabine is an active treatment for advanced urothelial cancer. J Clin Oncol 19(9): 2527-33.

Hussain M, et al. (2007). Trastuzumab, paclitaxel, carboplatin, and gemcitabine in advanced human epidermal growth factor receptor-2/neu-positive urothelial carcinoma: results of a multicenter phase II National Cancer Institute trial. J Clin Oncol 25(16): 2218-24.

Ibrahim SM, et al. (2007). Transurethral Resection of Bladder Tumor (TUR-BT) then Concomitant Radiation and Cisplatin Followed by Adjuvant Gemcitabine and Cisplatin in Muscle Invasive Transitional Cell Carcinoma (TCC) of the Urinary Bladder. J Egypt Natl Canc Inst 19(1): 77-86.

Inoue K, et al. (2002). The prognostic value of angiogenesis and metastasis-related genes for progression of transitional cell carcinoma of the renal pelvis and ureter. Clin Cancer Res 8(6): 1863-70.

International Bladder Cancer Nomogram Consortium, Bochner B, et al. (2006). Postoperative nomogram predicting risk of recurrence after radical cystectomy for bladder cancer. J Clin Oncol 24(24): 3967-72.

International Collaboration of Trialists (1999). Neoadjuvant cisplatin, methotrexate, and vinblastine chemotherapy for muscle-invasive bladder cancer: a randomised controlled trial. International collaboration of trialists. Lancet 354(9178): 533-40.

Isbarn H, et al. (2009). Residual pathological stage at radical cystectomy significantly impacts outcomes for initial T2N0 bladder cancer. J Urol 182(2): 459-65.

Jakszyn P, et al. (2011). Red Meat, Dietary Nitrosamines, and Heme Iron and Risk of Bladder Cancer in the European Prospective Investigation into Cancer and Nutrition (EPIC). Cancer Epidemiol Biomarkers Prev 20(3): 555-9.

Jamieson NB, et al. (2005). Systemic inflammatory response predicts outcome in patients undergoing resection for ductal adenocarcinoma head of pancreas. Br J Cancer 92(1): 21-3.

Jensen KC, et al. (2008). New cutpoints to identify increased HER2 copy number: analysis of a large, population-based cohort with long-term follow-up. Breast Cancer Res Treat 112(3): 453-9.

Jewell UR, et al. (2001). Induction of HIF-1alpha in response to hypoxia is instantaneous. FASEB J 15(7): 1312-4.

Jewett H (1952). Carcinoma of the bladder: influence of depth of infiltration on the 5-year results following complete extirpation of the primary growth. J Urol 67(5): 672–80.

Jimenez RE, et al. (2001). Her-2/neu overexpression in muscle-invasive urothelial carcinoma of the bladder: prognostic significance and comparative analysis in primary and metastatic tumors. Clin Cancer Res 7(8): 2440-7.

Jin JO, et al. (2006). Phase II trial of adjuvant gemcitabine plus cisplatin-based chemotherapy in patients with locally advanced bladder cancer. Clin Genitourin Cancer 5(2): 150-4.

Kalisvaart JF, et al. (2010). Bladder cancer in s pinal cord injury patients. Spinal Cord 48(3): 257-61.

Kamai T, et al. (2003). Significant association of Rho/ROCK pathway with invasion and metastasis of bladder cancer. Clin Cancer Res 9(7): 2632-41.

Kaplan EL, et al. (1958). Nonparametric estimation from incomplete observations. J Amer Statist Assn 53(82): 457–481.

Karakiewicz PI, et al. (2006). Nomogram for predicting disease recurrence after radical cystectomy for transitional cell carcinoma of the bladder. J Urol 176(4 Pt 1): 1354-61.

Karakiewicz PI, et al. (2006). Precystectomy nomogram for prediction of advanced bladder cancer stage. Eur Urol 50(6): 1254-60.

Kaufman DS, et al. (2000). The initial results in muscle-invading bladder cancer of RTOG 95-06: phase I/II trial of transurethral surgery plus radiation therapy with concurrent cisplatin and 5-fluorouracil followed by selective bladder preservation or cystectomy depending on the initial response. Oncologist 5(6): 471-6.

Kawamoto K, et al. (2006). p16INK4a and p14ARF methylation as a potential biomarker for human bladder cancer. Biochem Biophys Res Commun 339(3): 790-6.

Kawashima A, et al. (2011). Excision Repair Cross-Complementing Group 1 May Predict the Efficacy of Chemoradiation Therapy for Muscle-Invasive Bladder Cancer. Clin Cancer Res 17(8): 2561-9.

Kim EJ, et al. (2010). Analysis of hOGG1 genotype as a prognostic marker for muscle-invasive bladder cancer: A novel approach using peptide nucleic acid-mediated, real time PCR clamping. Urol Oncol 30(5): 673-9.

Kim KH, et al. (2010). Excision repair cross-complementation group 1 (ERCC1) expression in advanced urothelial carcinoma patients receiving cisplatin-based chemotherapy. APMIS 118(12): 941-8.

Kipp BR, et al. (2008). Chromosomal alterations detected by fluorescence in situ hybridization in urothelial carcinoma and rarer histologic variants of bladder cancer. Am J Clin Pathol 130(4): 552-9.

Klatte T, et al. (2009). Carbonic anhydrase IX in bladder cancer: a diagnostic, prognostic, and therapeutic molecular marker. Cancer 115(7): 1448-58.

Knüchel R, et al. (1999). Bladder Cancer. Human cell culture. Dordrecht, Kluwer.

Kononen J, et al. (1998). Tissue microarrays for high-throughput molecular profiling of tumor specimens. Nat Med 4(7): 844-7.

Koren R, et al. (2003). Human DNA topoisomerase-IIalpha expression as a prognostic factor for transitional cell carcinoma of the urinary bladder. BJU Int 91(6): 489-92.

Krüger S, et al. (2002). HER2 overexpression in muscle-invasive urothelial carcinoma of the bladder: prognostic implications. Int J Cancer 102(5): 514-8.

Kubista M, et al. (2006). The real-time polymerase chain reaction. Mol Aspects Med 27(2-3): 95-125.

Kuczyk M, et al. (1999). Predictive value of decreased p27Kip1 protein expression for the recurrence-free and long-term survival of prostate cancer patients. Br J Cancer 81(6): 1052-8.

Kurahashi T, et al. (2005). Detection of micrometastases in pelvic lymph nodes in patients undergoing radical cystectomy for locally invasive bladder cancer by real-time reverse transcriptase-PCR for cytokeratin 19 and uroplakin II. Clin Cancer Res 11(10): 3773-7.

Lai H, et al. (2003). Identification of the novel role of pRB in eye cancer. J Cell Biochem 88(1): 121-7.

Lamarche BJ, et al. (2010). The MRN complex in double-strand break repair and telomere maintenance. FEBS Lett 584(17): 3682-95.

Lane D (1992). Cancer. p53, guardian of the genome. Nature 358(6381): 15-6.

Latif Z, et al. (2004). HER2/neu gene amplification and protein overexpression in G3 pT2 transitional cell carcinoma of the bladder: a role for anti-HER2 therapy? Eur J Cancer 40(1): 56-63.

Lehmann J, et al. (2005). Adjuvant cisplatin plus methotrexate versus methotrexate, vinblastine, epirubicin, and cisplatin in locally advanced bladder cancer: results of a randomized, multicenter, phase III trial (AUO-AB 05/95). J Clin Oncol 23(22): 4963-74.

Lerner SP, et al. (2007). The use and abuse of data: nomograms and talking to patients about clinical medicine. Urol Oncol 25(4): 333-7.

Levidou G, et al. (2010). D-type cyclins in superficial and muscle-invasive bladder urothelial carcinoma: correlation with clinicopathological data and prognostic significance. J Cancer Res Clin Oncol 185(3): 1112-7.

Lin J, et al. (2009). Dietary intake of vegetables and fruits and the modification effects of GSTM1 and NAT2 genotypes on bladder cancer risk. Cancer Epidemiol Biomarkers Prev 18(7): 2090-7.

Lopez-Beltran A, et al. (2004). Prognostic factors in stage T1 grade 3 bladder cancer survival: the role of G1-S modulators (p53, p21Waf1, p27kip1, Cyclin D1, and Cyclin D3) and proliferation index (ki67-MIB1). Eur Urol 45(5): 606-12.

Lopez-Beltran A, et al. (2006). Cyclin D3 expression in primary Ta/T1 bladder cancer. J Pathol 209(1): 106-13.

Lopez-Beltran A, et al. (2010). Cyclin D3 gene amplification in bladder carcinoma in situ. Virchows Arch 457(5): 555-61.

Lopez-Beltran A, et al. (2010). Invasive micropapillary urothelial carcinoma of the bladder. Hum Pathol 41(8): 1159-64.

Mackenzie T, et al. (2011). Diabetes and risk of bladder cancer: Evidence from a case-control study in New England. Cancer 117(7): 1552-6.

Madersbacher S, et al. (2003). Radical cystectomy for bladder cancer today – a homogeneous series without neoadjuvant therapy. J Clin Oncol 21(4): 690-6.

Malesinski S, et al. (2015). Stathmin potentiates vinflunine and inhibits Paclitaxel activity. PLoS One 10(6): e0128704. doi:10.1371/journal.pone.0128704.

Malmström PU, et al. (1996). Five-year followup of a prospective trial of radical cystectomy and neoadjuvant chemotherapy: Nordic Cystectomy Trial I. The Nordic Cooperative Bladder Cancer Study Group. J Urol 155(6): 1903-6.

Mantovani A, et al. (2008). Cancer-related inflammation. Nature 454(7203): 436-44.

Margulis V, et al. (2006). Ki-67 is an independent predictor of bladder cancer outcome in patients treated with radical cystectomy for organ-confined disease. Clin Cancer Res 12(24): 7369-73.

Margulis V, et al. (2007). Expression of cyclooxygenase-2 in normal urothelium, and superficial and advanced transitional cell carcinoma of bladder. J Urol 177(3): 1163-8.

Marín-Aguilera M, et al. (2008). Molecular lymph node staging in bladder urothelial carcinoma: impact on survival. Eur Urol 54(6): 1363-72.

Masters JR, et al. (1986). Tissue culture model of transitional cell carcinoma: characterization of twenty-two human urothelial cell lines. Cancer Res 46(7): 3630-6.

Matsumura N, et al. (2010). The prognostic significance of human equilibrative nucleoside transporter 1 expression in patients with metastatic bladder cancer treated with gemcitabine-cisplatin-based combination chemotherapy. BJU Int. doi: 10.1111/j.1464-410X.2010.09932.x.

Matullo G, et al. (2005). Polymorphisms/haplotypes in DNA repair genes and smoking: a bladder cancer case-control study. Cancer Epidemiol Biomarkers Prev 14(11 Pt 1): 2569-78.

Matullo G, et al. (2006). DNA repair polymorphisms and cancer risk in non-smokers in a cohort study. Carcinogenesis 27(5): 997-1007.

May M, et al. (2011). Association Between the Number of Dissected Lymph Nodes During Pelvic Lymphadenectomy and Cancer-Specific Survival in Patients with Lymph Node-Negative Urothelial Carcinoma of the Bladder Undergoing Radical Cystectomy. Ann Surg Oncol 8(7): 2018-25.

McGrath M, et al. (2006). Hormonal and reproductive factors and the risk of bladder cancer in women. Am J Epidemiol 163(3): 236-44.

McMillan DC, et al. (2003). Systemic inflammatory response predicts survival following curative resection of colorectal cancer. Br J Surg 90(2): 215-9.

Michaud DS, et al. (1999). Fruit and vegetable intake and incidence of bladder cancer in a male prospective cohort. J Natl Cancer Inst 91(7): 605-13.

Michaud DS, et al. (2002). Intakes of fruits and vegetables, carotenoids and vitamins A, E, C in relation to the risk of bladder cancer in the ATBC cohort study. Br J Cancer 87(9): 960-5.

Michiels S, et al. (2005). Prediction of cancer outcome with microarrays: a multiple random validation strategy. Lancet 365(9458): 488-92.

Michiels S, et al. (2007). Interpretation of microarray data in cancer. Br J Cancer 96(8): 1155-8.

Millikan R, et al. (2001). Integrated therapy for locally advanced bladder cancer: final report of a randomized trial of cystectomy plus adjuvant M-VAC versus cystectomy with both preoperative and postoperative M-VAC. J Clin Oncol 19(20): 4005-13.

Mitra AP, et al. (2009). Molecular pathogenesis and diagnostics of bladder cancer. Annu Rev Pathol 4: 251-85.

Miyamoto H, et al. (2010). Low-grade papillary urothelial carcinoma of the urinary bladder: a clinicopathologic analysis of a post-World Health Organization/International Society of Urological Pathology classification cohort from a single academic center. Arch Pathol Lab Med 134(8): 1160-3.

Montgomery K, et al. (2005). A novel method for making tissue microarrays from small numbers of suspension cells. Appl Immunohistochem Mol Morphol 13(1): 80-4.

Moore LE, et al. (2011). GSTM1 null and NAT2 slow acetylation genotypes, smoking intensity and bladder cancer risk: results from the New England bladder cancer study and NAT2 meta-analysis. Carcinogenesis 32(2): 182-9.

Morikawa T, et al. (2010). Ribonucleotide reductase M2 subunit is a novel diagnostic marker and a potential therapeutic target in bladder cancer. Histopathology 57(6): 885-92.

Mousses S, et al. (2002). Clinical and functional target validation using tissue and cell microarrays. Curr Opin Chem Biol 6(1): 97-101.

Naruse K, et al. (2010). Potential of molecular targeted therapy of HER-2 and COX-2 for invasive bladder transitional cell carcinoma of the urinary bladder. Oncol Rep 23(6): 1577-83.

Nguyen CT, et al. (2010). Are nomograms needed in the management of bladder cancer? Urol Oncol 28(1): 102-7.

Nicholson BE, et al. (2004). Profiling the evolution of human metastatic bladder cancer. Cancer Res 64(21): 7813-21.

Nocito A, et al. (2001). Microarrays of bladder cancer tissue are highly representative of proliferation index and histological grade. Pathol 194(3): 349-57.

Nordentoft I, et al. (2011). Increased expression of Transcription Factor TFAP2 alpha correlates with chemosensitivity in advanced bladder cancer. BMC Cancer 11(1): 135.

Nutt JE, et al. (1998). Matrix metalloproteinase-1 is induced by epidermal growth factor in human bladder tumour cell lines and is detectable in urine of patients with bladder tumours. Br J Cancer 78(2): 215-20.

Olaussen KA, et al. (2006). DNA repair by ERCC1 in non-small-cell lung cancer and cisplatin-based adjuvant chemotherapy. N Engl J Med 355(10): 983-91.

Oliveira PA, et al. (2006). Experimental bladder carcinogenesis-rodent models. Exp Oncol 28(1): 2-11.

Overdevest JB, et al. (2011). CD24 offers a therapeutic target for control of bladder cancer metastasis based on a requirement for lung colonization. Cancer Res 71(11): 3802-11.

Pan CC, et al. (2010). Constructing prognostic model incorporating the 2004 WHO/ISUP classification for patients with non-muscle-invasive urothelial tumours of the urinary bladder. J Clin Pathol 63(10): 910-5.

Pan CC, et al. (2010). Prognostic significance of the 2004 WHO/ISUP classification for prediction of recurrence, progression, and cancer-specific mortality of non-muscle-invasive urothelial tumors of the urinary bladder: a clinicopathologic study of 1,515 cases. Am J Clin Pathol 133(5): 788-95.

Pedersen-Bjergaard J, et al. (1988). Carcinoma of the urinary bladder after treatment with cyclophosphamide for non-Hodgkin's lymphoma. N Engl J Med 318(16): 1028-32.

Pelucchi C, et al. (2006). Mechanisms of disease: The epidemiology of bladder cancer. Nat Clin Pract Urol 3(6): 327-40.

Pérez-Torras S, et al. (2008). Adenoviral-mediated overexpression of human equilibrative nucleoside transporter 1 (hENT1) enhances gemcitabine response in human pancreatic cancer. Biochem Pharmacol 76(3): 322-9.

Peyromaure M, et al. (2002). Prognostic value of p53 overexpression in T1G3 bladder tumors treated with bacillus Calmette-Guérin therapy. Urology 59(3): 409-13.

Pinho MB, et al. (2009). XAF1 mRNA expression improves progression-free and overall survival for patients with advanced bladder cancer treated with neoadjuvant chemotherapy. Urol Oncol 27(4): 382-90.

Pira E, et al. (2010). Bladder cancer mortality of workers exposed to aromatic amines: a 58-year follow-up. J Natl Cancer Inst 102(14): 1096-9.

Pollack A, et al. (1994). Preoperative radiotherapy for muscle-invasive bladder carcinoma. Long term follow-up and prognostic factors for 338 patients. Cancer 74(10): 2819-27.

Pollack A, et al. (1997). Abnormal bcl-2 and pRb expression are independent correlates of radiation response in muscle-invasive bladder cancer. Clin Cancer Res 3(10): 1823-9.

Pollack A, et al. (1997). Significance of downstaging in muscle-invasive bladder cancer treated with preoperative radiotherapy. Int J Radiat Oncol Biol Phys 37(1): 41-9.

Porter MP, et al. (2011). Patterns of use of systemic chemotherapy for Medicare beneficiaries with urothelial bladder cancer. Urol Oncol 29(3): 252-8.

Pruthi RS, et al. (2010). A phase II trial of neoadjuvant erlotinib in patients with muscle-invasive bladder cancer undergoing radical cystectomy: clinical and pathological results. BJU Int 106(3): 349-54.

Quek ML, et al. (2003). Natural history of surgically treated bladder carcinoma with extravesical tumor extension. Cancer 98(5): 955-61.

Quek ML, et al. (2004). Microscopic and gross extravesical extension in pathological staging of bladder cancer. J Urol 171(2 Pt 1): 640-5.

Raghavan D, et al. (1990). Biology and management of bladder cancer. N Engl J Med 322(16): 1129-38.

Renart J, et al. (1979). Transfer of proteins from gels to diazobenzyloxymethyl-paper and detection with antisera: a method for studying antibody specificity and antigen structure. Proc Natl Acad Sci U S A 76(7): 3116-20.

Rene NJ, et al. (2009). Conservative treatment of invasive bladder cancer. Curr Oncol 16(4): 36-47.

Retz M, et al. (2015). Vinflunin in routine clinical practice for the treatment of advanced or metastatic urothelial carcinoma – data from a prospective, multicenter experience. BMC Cancer 15: 455. doi: 10.1186/s12885-015-1434-3.

Ribal MJ, et al. (2006). Molecular staging of bladder cancer with RT-PCR assay for CK20 in peripheral blood, bone marrow and lymph nodes: comparison with standard histological staging. Anticancer Res 26(1A): 411-9.

Richter J, et al. (2000). High-throughput tissue microarray analysis of cyclin E gene amplification and overexpression in urinary bladder cancer. Am J Pathol 157(3): 787-94.

Rimm DL, et al. (2001). Tissue microarray: a new technology for amplification of tissue resources. Cancer J 7(1): 24-31.

Roberts JT, et al. (2006). Long-term survival results of a randomized trial comparing gemcitabine/cisplatin and methotrexate/vinblastine/doxorubicin/cisplatin in patients with locally advanced and metastatic bladder cancer. Ann Oncol 17 (Suppl 5): v118-22.

Rödel C, et al. (2000). Apoptosis, p53, bcl-2, and Ki-67 in invasive bladder carcinoma: possible predictors for response to radiochemotherapy and successful bladder preservation. Int J Radiat Oncol Biol Phys 46(5): 1213-21.

Rödel C, et al. (2002). Combined-modality treatment and selective organ preservation in invasive bladder cancer: long-term results. J Clin Oncol 20(14): 3061-71.

Ross PL, et al. (2002). Comparisons of nomograms and urologists' predictions in prostate cancer. Semin Urol Oncol 20(2): 82-8.

Ruggeri EM, et al. (2006). Adjuvant chemotherapy in muscle-invasive bladder carcinoma: a pooled analysis from phase III studies. Cancer 106(4): 783-8.

Rustin G (2003). Use of CA-125 to assess response to new agents in ovarian cancer trials. J Clin Oncol 21(10 Suppl): 187s-193s.

Rustin GJ, et al. (2001). Use of CA-125 to define progression of ovarian cancer in patients with persistently elevated levels. J Clin Oncol 19(20): 4054-7.

Rustin GJ, et al. (2011). Definitions for response and progression in ovarian cancer clinical trials incorporating RECIST 1.1 and CA 125 agreed by the Gynecological Cancer Intergroup (GCIG). Int J Gynecol Cancer 21(2): 419-23.

Sabichi A, et al. (2006). Characterization of a panel of cell lines derived from urothelial neoplasms: genetic alterations, growth in vivo and the relationship of adenoviral mediated gene transfer to coxsackie adenovirus receptor expression. J Urol 175(3 Pt 1): 1133-7.

Said N, et al. (2011). Tumor endothelin-1 enhances metastatic colonization of the lung in mouse xenograft models of bladder cancer. J Clin Invest 121(1): 132-47.

Saiki RK, et al. (1985). Enzymatic amplification of beta-globin genomic sequences and restriction site analysis for diagnosis of sickle cell anemia. Science 230(4732): 1350-4.

Samaratunga H, et al. (2004). Micropapillary variant of urothelial carcinoma of the urinary bladder; a clinicopathological and immuno-histochemical study. Histopathology 45(1): 55-64.

Sánchez-Carbayo M (2003). Use of high-throughput DNA microarrays to identify biomarkers for bladder cancer. Clin Chem 49(1): 23-31.

Sangoi AR, et al. (2009). Immunohistochemical comparison of MUC1, CA125, and Her2Neu in invasive micropapillary carcinoma of the urinary tract and typical invasive urothelial carcinoma with retraction artifact. Mod Pathol 22(5): 660-7.

Sarkis AS, et al. (1995). Prognostic value of p53 nuclear overexpression in patients with invasive bladder cancer treated with neoadjuvant MVAC. J Clin Oncol 13(6): 1384-90.

Schoenberg Fejzo M, et al. (2001). Frozen tumor tissue microarray technology for analysis of tumor RNA, DNA, and proteins. Am J Pathol 159(5): 1645-50.

Schraml P, et al. (1999). Tissue microarrays for gene amplification surveys in many different tumor types. Clin Cancer Res 5(8): 1966-75.

Schwamborn K, et al. (2010). Tissue and serum proteomic profiling for diagnostic and prognostic bladder cancer biomarkers. Expert Rev Proteomics 7(6): 897-906.

Scosyrev E, et al. (2009). Sex and racial differences in bladder cancer presentation and mortality in the US. Cancer 115(1): 68-74.

Scosyrev E, et al. (2010). Do mixed histological features affect survival benefit from neoadjuvant platinum-based combination chemotherapy in patients with locally advanced bladder cancer? A secondary analysis of Southwest Oncology Group-Directed Intergroup Study (S8710). BJU Int. doi: 10.1111/j.1464-410X. 2010.09900.x.

Scosyrev E, et al. (2010). Microscopic invasion of perivesical fat by urothelial carcinoma: implications for prognosis and pathology practice. Urology 76(4): 908-13.

Semenza G (1998). Hypoxia-inducible factor 1: master regulator of O2 homeostasis. Curr Opin Genet Dev 8(5): 588-94.

Seo KW, et al. (2010). The efficacy of the EORTC scoring system and risk tables for the prediction of recurrence and progression of non-muscle-invasive bladder cancer after intravesical bacillus calmette-guerin instillation. Korean J Urol 51(3): 165-70.

Shabsigh A, et al. (2006). Use of nomograms as predictive tools in bladder cancer. World J Urol 24(5): 489-98.

Shariat SF, et al. (2005). Nomograms including nuclear matrix protein 22 for prediction of disease recurrence and progression in patients with Ta, T1 or CIS transitional cell carcinoma of the bladder. J Urol 173(5): 1518-25.

Shariat SF, et al. (2006). Nomograms provide improved accuracy for predicting survival after radical cystectomy. Clin Cancer Res 12(22): 6663-76.

Shariat SF, et al. (2009). p53 predictive value for pT1-2 N0 disease at radical cystectomy. J Urol 182(3): 907-13.

Shariat SF, et al. (2009). Predictive value of combined immunohistochemical markers in patients with pT1 urothelial carcinoma at radical cystectomy. J Urol 182(1): 78-84.

Shariat SF, et al. (2010). Combination of multiple molecular markers can improve prognostication in patients with locally advanced and lymph node positive bladder cancer. J Urol 183(1): 68-75.

Shariat SF, et al. (2010). p53 expression in patients with advanced urothelial cancer of the urinary bladder. BJU Int 105(4): 489-95.

Sherif A, et al. (2002). Neoadjuvant cisplatin-methotrexate chemotherapy for invasive bladder cancer – Nordic cystectomy trial 2. Scand J Urol Nephrol 36(6): 419-25.

Shimada K, et al. (2011). Cyclooxygenase 2-dependent and independent activation of Akt through casein kinase 2alpha contributes to human bladder cancer cell survival. BMC Urol 11(1): 8.

Sidransky D, et al. (1992). Clonal origin bladder cancer. N Engl J Med 326(11): 737-40.

Simmons DL, et al. (2004). Cyclooxygenase isozymes: the biology of prostaglandin synthesis and inhibition. Pharmacol Rev 56(3): 387-437.

Simon R (2005). Roadmap for developing and validating therapeutically relevant genomic classifiers. J Clin Oncol 23(29): 7332-41.

Siu LL, et al. (1998). The prognostic role of p53, metallothionein, P-glycoprotein, and MIB-1 in muscle-invasive urothelial transitional cell carcinoma. Clin Cancer Res 4(3): 559-65.

Slack NH, et al. (1977). Five-year follow-up results of a collaborative study of therapies for carcinoma of the bladder. Surg Oncol 9(4): 393-405.

Smith JA Jr, et al. (1997). Treatment of advanced bladder cancer with combined preoperative irradiation and radical cystectomy versus radical cystectomy alone: a phase III intergroup study. J Urol 157(3): 805-7.

Smith SC, et al. (2010). The COXEN principle: translating signatures of in vitro chemosensitivity into tools for clinical outcome prediction and drug discovery in cancer. Cancer Res 70(5): 1753-8.

Smith SC, et al. (2011). A 20-gene model for molecular nodal staging of bladder cancer: development and prospective assessment. Lancet Oncol 12(2): 137-43.

Sobin L, Wittekind C (2002). TNM Classification of Malignant Tumours (6th ed). Wiley, New York.

Song DK, et al. (2009). Association of NAT2, GSTM1, GSTT1, CYP2A6, and CYP2A13 gene polymorphisms with susceptibility and clinicopathologic characteristics of bladder cancer in Central China. Cancer Detect Prev 32(5-6): 416-23.

Sonpavde G, et al. (2010). Prognostic risk stratification of pathological stage T2N0 bladder cancer after radical cystectomy. BJU Int. doi: 10.1111/j.1464-410X.2010.09902.x.

Sonpavde G, et al. (2011). Prognostic Risk Stratification of Pathological Stage T3N0 Bladder Cancer After Radical Cystectomy. J Urol 185(4): 1216-21.

Southern E (1975). Detection of specific sequences among DNA fragments separated by gel electrophoresis. J Mol Biol 98(3): 503-17.

Specht MC, et al. (2005). Predicting nonsentinel node status after positive sentinel lymph biopsy for breast cancer: clinicians versus nomogram. Ann Surg Oncol 12(8): 654-9.

Stein JP, et al. (1998). Effect of p21WAF1/CIP1 expression on tumor progression in bladder cancer. J Natl Cancer Inst 90(14): 1072-9.

Stein JP, et al. (2001). Radical cystectomy in the treatment of invasive bladder cancer: long-term results in 1054 patients. J Clin Oncol 19(3): 666-75.

Stein JP, et al. (2003). Risk factors for patients with pelvic lymph node metastases following radical cystectomy with en bloc pelvic lymphadenectomy: concept of lymph node density. J Urol 170(1): 35-41.

Stein JP, et al. (2008). Invasive T1 bladder cancer: indications and rationale for radical cystectomy. BJU Int 102(3): 270-5.

Stein JP, et al. (2009). Long-term oncological outcomes in women undergoing radical cystectomy and orthotopic diversion for bladder cancer. J Urol 181(5): 2052-8.

Sternberg CN, et al. (2003). Can patient selection for bladder preservation be based on response to chemotherapy? Cancer 97(7): 1644-52.

Sternberg CN, et al. (2003). Gemcitabine, paclitaxel, pemetrexed and other newer agents in urothelial and kidney cancers. Crit Rev Oncol Hematol 46 (Suppl): S105-15.

Sternberg CN, et al. (2006). Seven year update of an EORTC phase III trial of high-dose intensity M-VAC chemotherapy and G-CSF versus classic M-VAC in advanced urothelial tract tumours. Eur J Cancer 42(1): 50-4.

Steven K, et al. (2007). Radical cystectomy and extended pelvic lymphadenectomy: survival of patients with lymph node metastasis above the bifurcation of the common iliac vessels treated with surgery only. J Urol 178(4 Pt 1): 1218-23.

Stöckle M, et al. (1992). Advanced bladder cancer (stages pT3b, pT4a, pN1 and pN2): improved survival after radical cystectomy and 3 adjuvant cycles of chemotherapy. Results of a controlled prospective study. J Urol 148(2 Pt 1): 302-6.

Stöckle M, et al. (1995). Adjuvant polychemotherapy of nonorgan-confined bladder cancer after radical cystectomy revisited: long-term results of a controlled prospective study and further clinical experience. J Urol 153(1): 47-52.

Studer UE, et al. (1994). Adjuvant cisplatin chemotherapy following cystectomy for bladder cancer: results of a prospective randomized trial. J Urol 152(1): 81-4.

Svatek RS, et al. (2010). The effectiveness of off-protocol adjuvant chemotherapy for patients with urothelial carcinoma of the urinary bladder. Clin Cancer Res 16(17): 4461-7.

Swana HS, et al. (1999). Tumor content of the anti-apoptosis molecule survivin and recurrence of bladder cancer. N Engl J Med 341(6): 452-3.

Sylvester R (2008). Combining a molecular profile with a clinical and pathological profile: biostatistical considerations. Scand J Urol Nephrol (Suppl 218): 185-90.

Sylvester R, et al. (2006). Predicting recurrence and progression in individual patients with stage Ta T1 bladder cancer using EORTC risk tables: a combined analysis of 2596 patients from seven EORTC trials. Eur Urol 49(3): 466-75.

Takata R, et al. (2005). Predicting response to methotrexate, vinblastine, doxorubicin, and cisplatin neoadjuvant chemotherapy for bladder cancers through genome-wide gene expression profiling. Clin Cancer Res 11(7): 2625-36.

Takata R, et al. (2007). Validation study of the prediction system for clinical response of M-VAC neoadjuvant chemotherapy. Cancer Sci 98(1): 113-7.

Tang L, et al. (2008). Consumption of raw cruciferous vegetables is inversely associated with bladder cancer risk. Cancer Epidemiol Biomarkers Prev 17(4): 938-44.

Tang L, et al. (2010). Intake of cruciferous vegetables modifies bladder cancer survival. Cancer Epidemiol Biomarkers Prev 19(7): 1806-11.

Thomas S, et al. (2011). Src and caveolin-1 reciprocally regulate metastasis via a common downstream signaling pathway in bladder cancer. Cancer Res 71(3): 832-41.

Tilki D, et al. (2010). pT3 Substaging is a prognostic indicator for lymph node negative urothelial carcinoma of the bladder. J Urol 184(2): 470-4.

Tokgoz H, et al. (2007). Pathological staging of muscle invasive bladder cancer. Is substaging of pT2 tumors really necessary? Int Braz J Urol 33(6): 777-83.

Tomic R, et al. (1997). Morbidity after preoperative radiotherapy and cystectomy in patients with bladder cancer. Scand J Urol Nephrol 31(2): 149-53.

Torhorst J, et al. (2001). Tissue microarrays for rapid linking of molecular changes to clinical endpoints. Am J Pathol 159(6): 2249-56.

Trikha M, et al. (2003). Targeted anti-interleukin-6 monoclonal antibody therapy for cancer: a review of the rationale and clinical evidence. Clin Cancer Res 9(13): 4653-65.

Umbreit EC, et al. (2010). Multifactorial, site-specific recurrence model after radical cystectomy for urothelial carcinoma. Cancer 116(14): 3399-407.

van Rhijn BW, et al. (2004). FGFR3 and P53 characterize alternative genetic pathways in the pathogenesis of urothelial cell carcinoma. Cancer Res 64(6): 1911-4.

von der Maase H, et al. (2000). Gemcitabine and cisplatin versus methotrexate, vinblastine, doxorubicin, and cisplatin in advanced or metastatic bladder cancer: results of a large, randomized, multinational, multicenter, phase III study. J Clin Oncol 18(17): 3068-77.

von der Maase H, et al. (2005). Long-term survival results of a randomized trial comparing gemcitabine plus cisplatin, with methotrexate, vinblastine, doxorubicin, plus cisplatin in patients with bladder cancer. J Clin Oncol 23(21): 4602-8.

Wallerand H, et al. (2010). Phospho Akt pathway activation and inhibition depends on N-cadherin or phospho-EGFR expression in invasive human bladder cancer cell lines. Urol Oncol 28(2): 180-8.

Wang J, et al. (2010). Clinical features of sarcomatoid carcinoma (carcinosarcoma) of the urinary bladder: analysis of 221 cases. Sarcoma 2010: pii: 454792. doi: 10.1155/2010/454792.

Warren W, et al. (1995). Mutations in the p53 gene in schistosomal bladder cancer: a study of 92 tumours from Egyptian patients and a comparison between mutational spectra from schistosomal and non-schistosomal urothelial tumours. Carcinogenesis 16(5): 1181-9.

Wasco MJ, et al. (2007). Urothelial carcinoma with divergent histologic differentiation (mixed histologic features) predicts the presence of locally advanced bladder cancer when detected at transurethral resection. Urology 70(1): 69-74.

Wasco MJ, et al. (2010). Nested variant of urothelial carcinoma: a clinicopathologic and immunohistochemical study of 30 pure and mixed cases. Hum Pathol 41(2): 163-71.

Weidner N, et al. (1991). Tumor angiogenesis and metastasis - correlation in invasive breast carcinoma. N Engl J Med 324(1): 1-8.

Wenger R (2002). Cellular adaptation to hypoxia: O2-sensing protein hydroxylases, hypoxia-inducible transcription factors, and O2-regulated gene expression. FASEB J 16(10): 1151-62.

West DA, et al. (1999). Role of chronic catheterization in the development of bladder cancer in patients with spinal cord injury. Urology 53(2): 292-7.

Witjes JA, et al. (2014). EAU guidelines on muscle-invasive and metastatic bladder cancer: summary of the 2013 guidelines. Eur Urol 65(4): 778-92.

Wright JL, et al. (2007). Differences in survival among patients with sarcomatoid carcinoma, carcinosarcoma and urothelial carcinoma of the bladder. J Urol 178(6): 2302-6.

Wu CS, et al. (1996). Prognostic value of p53 in muscle-invasive bladder cancer treated with preoperative radiotherapy. Urology 47(3): 305-10.

Wu X, et al. (2005). Uroplakin II as a promising marker for molecular diagnosis of nodal metastases from bladder cancer: comparison with cytokeratin 20. J Urol 174(6): 2138-42.

Wu X, et al. (2009). Genome-wide association studies of bladder cancer risk: a field synopsis of progress and potential applications. Cancer Metastasis Rev 28(3-4): 269-80.

Wykoff CC, et al. (2000). Hypoxia-inducible expression of tumor-associated carbonic anhydrases. Cancer Res 60(24): 7075-83.

Youssef RF, et al. (2011). Prognostic value of cyclooxygenase-2 expression in squamous cell carcinoma of the bladder. J Urol 185(3): 1112-7.

Yu RJ, et al. (2006). Superficial (pT2a) and deep (pT2b) muscle invasion in pathological staging of bladder cancer following radical cystectomy. J Urol 176(2): 493-8.

Zaak D, et al. (2010). Predicting individual outcomes after radical cystectomy: an external validation of current nomograms. BJU Int 106(3): 342-8.

Zaghloul MS, et al. (1992). Postoperative radiotherapy of carcinoma in bilharzial bladder: improved disease free survival through improving local control. Int J Radiat Oncol Biol Phys 23(3): 511-7.

Zeegers MP, et al. (2002). A prospective study on active and environmental tobacco smoking and bladder cancer risk (The Netherlands). Cancer Causes Control 13(1): 83-90.

Zhang Y, et al. (2011). Changing patterns of bladder cancer in the USA: evidence of heterogeneous disease. BJU Int. doi: 10.1111/j.1464-410X.2011.10283.x.

Zhao H, et al. (2007). Dietary isothiocyanates, GSTM1, GSTT1, NAT2 polymorphisms and bladder cancer risk. Int J Cancer 120(10): 2208-13.

Zieger K, et al. (2005). Role of activating fibroblast growth factor receptor 3 mutations in the development of bladder tumors. Clin Cancer Res 11(21): 7709-19.

Zietman AL, et al. (1998). A phase I/II trial of transurethral surgery combined with concurrent cisplatin, 5-fluorouracil and twice daily radiation followed by selective bladder preservation in operable patients with muscle invading bladder cancer. J Urol 160(5): 1673-7.

Stichwortverzeichnis

U

V

W

X

Z